髪も肌もどんどん艶《つや》めく腸のお掃除

医学博士　二木皮膚科院長
二木 昇平 監修
東京医科学研究所
鈴木 奈央子 著

監修の言葉

私の皮膚治療専門クリニックでは、肌の衰えはもちろん薄毛や白髪の悩みを訴えられる患者さんが日を追うごとに増え続けています。

あまり知られていませんが、実は肌の衰えや薄毛・白髪の知られざる原因は万病の元と呼ばれる「腸の汚れ」とそこから発生する「活性酸素」や「有害物質」です。腸で大量に発生する活性酸素や有害物質が皮膚や毛根の細胞を傷つけてそれらの活動を衰えさせることで、肌の衰えや薄毛・白髪を引き起こしているのです。

「水素」は活性酸素を強力に無害化して皮膚や毛根の細胞を守り、皮膚の再生や育毛活動を促進、肌の衰えや薄毛・白髪を改善してくれる最高の抗酸化物質です。一方、「天然サンゴ」はその類まれな吸着力によって腸の汚れを強力に吸い取り、まとめて体外へ排泄してくれます。当クリニックでは、「水素サンゴ」を肌の衰えや薄毛・白髪の治療に併用することで、大きな成果を挙げています。

本書でご紹介した「美腸・美肌・美髪」法はその恒久的な効果はもちろん副作用のなさという面からも患者さんにはこのうえない朗報でしょう。本書の刊行が肌の衰えや薄毛・白髪に悩む方々に新たな解決手段を提供する一助になることを期待しております。

二木皮膚科院長　二木昇平

目次

第5章 肌フローラと頭皮フローラの役割

第6章 腸内フローラがわたしたちの行動を支配する

第7章

腸のお掃除で艶髪・艶肌を手に入れる

第8章

水素焼成サンゴ末で腸のお掃除

第11章 美容・医療専門家も推奨

第12章 Q&A

はじめに

あなたの腸はおキレイですか？ 腸がキレイかどうかは髪を見れば分かります。あなたはご自分の髪に自信がありますか？

4年前、薄毛や白髪に悩む多くの方々に健康的な艶髪を取り戻していただきたいという願いから、そのメカニズムや対策方法を前著「水素育毛革命」にまとめました。その中でご紹介した育毛法は「水素焼成サンゴ末」を用いたもの。サンゴの吸着力と水素の抗酸化力によって腸内環境を改善し、ヘアケアまで効果が期待できる方法として「水素育毛」を紹介しました。当時注目を集めていた「水素」の抗酸化力に重きを置いた説明でした。

あれから4年が経ち、髪の悩みが女性にとって大きな部分を占めていると、より強く感じるようになりました。20〜60代の5万人を対象とした直近の意識調査において、現在白髪だと答えられた方は女性では約60％と、男性の46％を大きく上回っていました。現在白髪ではないものの将来白髪になることへの不安を抱えている方の割合は男女ともに年々増加し、男性では約10％であるのに対して女性では20％に迫る勢いです。薄毛に対する将来の不安についても、女性の方が増加の度合いが大きいことが示されました。しかし、薄毛や白髪の改善は、正しいアプローチで対処すれば何歳からでも遅くありません。自信の持てる艶髪や艶肌を取り戻すことが可能なのです。本書ではそんな方法をご紹介します。

「水素育毛革命」では、腸内環境の改善から肌・髪の修復までを3ステップで説明しています。実は、その第1ステップである『腸内環境の改善』こそが重要なポイント。腸と腸内細菌を知って味方につけることができれば、3ステップは完了したも同然です。努力も我慢もなく本来の美しさを取り戻せるのです。

あなたの「自然体で」「自分らしく」そして「美しく」ありたいと望むお気持ちが、本書との出会いにつながったことを確信しています。軽やかに、そして楽しみながら読んでいただきたい。艶髪・艶肌を手に入れて、自信と魅力をとり戻したあなたを想像しながら。

それが私の願いです。

東京医科学研究所　鈴木　奈央子

第1章

何歳からでも遅くない。艶肌・艶髪は取り戻せる

あなたの第一印象は「髪」で決まる

髪は、あなたの第一印象を左右する重要なパーツです。

他人に与えるあなたの印象は、外見が大部分を占めています。なかでも髪はあなたの印象を握る大きな要素です。**ヒトが五感を使って情報を得るとき、その87%を視覚からの情報に頼っています。**そして髪は驚くほど見た目の印象に影響を与えます。

美しく艶のある黒髪が魅力的に見えるのは、それが「健康的な心と体」の象徴だから。他の生物同様、私たち人類も本能的に子孫を残すようにプログラムされています。より強い遺伝子を残したい。だからこそ本能的に、若くて健康的な相手に魅力を感じるのです。艶髪はその基準だということです。

「魅力的」というのは、単に顔立ちが整っているとかモデルのようなスタイルだとかいうことではありません。ただ若くて健康なら魅力的かというとそれも違います。

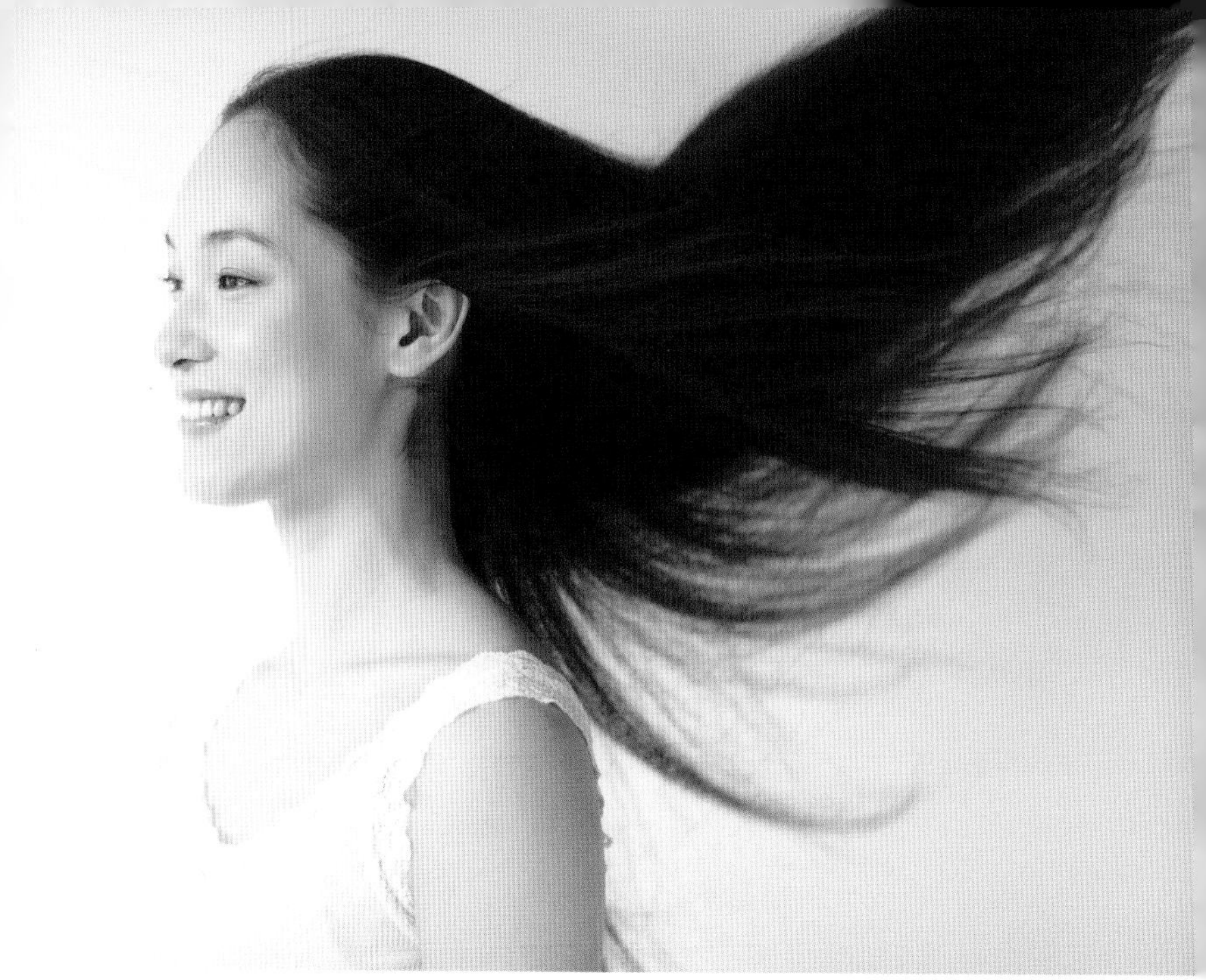

魅力的な女性は常に自分自身を輝かせることを意識しています。言葉使いや行動、考え方、何を選択するか。この**「選択する」という行為が大切**なのです。どのように時間を使うか、何を食べるか、どんな言葉を発するか。魅力的な女性は、その選択の仕方が上手なのでしょう。

髪は日々の積み重ねからできています。選択の結果としてのライフスタイルや食習慣を如実に反映しています。つまり、**髪はその人のすべてを表わす**ということ。艶髪の女性が魅力的に見える理由はここにあったのです。

習慣を変えれば髪が変わる

近ごろは、いくつになっても若々しくて綺麗な女性が増えていますが、一方で髪の悩みを抱える女性も少なくありません。

女性には結婚や出産、育児などのライフイベントによる環境の変化が多く訪れます。そういったライフスタイルの変化によって、さらに仕事や人間関係のストレスから、薄毛や白髪などの髪のトラブルが現れはじめます。そして、**40代から50代と年を重ねるごとにそれらのトラブルは深刻化**していきます。

さて、あなたならどうしますか？「もう年だから」とあきらめてはいませんか？

髪はその人のすべてを表すとお話しました。**髪を作るのは毎日の習慣です。**長年の習慣が現在の髪の状態を作っています。それならば、習慣を変えれば良いのです。習慣を変えれば髪も変わります。**あなたがいくつであっても、艶髪を取り戻すことがで**

きるのです。

では、どのように習慣を変えれば良いのでしょうか。それをこれからの章でお話ししていくのですが、もう一つ嬉しいことがあります。それは、習慣をあなたにとって良い方向に変えていけば、艶髪だけでなく艶肌も手に入れることができるということです。

髪も肌も若々しい艶を取り戻すことで、自信も魅力も取り戻すことができるのです。

女性はいくつになっても美しくいたいもの。**艶やかな髪と肌は美しさの象徴です。**

鏡に映る自分にウキウキし、毎日が楽しくなるでしょう。艶髪・艶肌を取り戻し、心の豊かささえも手に入れてしまいましょう。

老化を防ぐ2つのポイント

あなたの肌と髪を修復し、艶をもたらすのは「整った腸」です。

腸活や腸トレといった言葉を耳にされたことがあるでしょう。腸の重要性が広く知られるようになり、「健康＝腸内環境の改善」が当たり前となりました。腸や腸内細菌を活性化するための知識やテクニックに注目が集まっています。では、腸を整えることと肌や髪の艶を取り戻すことは、どのようにつながっているのでしょうか。

人間は30兆個とも60兆個とも言われる膨大な数の細胞からできています。**細胞がさまざまな要因によりダメージを受けて劣化してしまうことと、細胞の入れ替わり（新陳代謝）が上手く働かなくなり細胞の数自体が減ってしまうことが老化の原因**です。

肌や頭皮の細胞もこの原理で老化するのです。ということは、細胞の劣化と減少をくい止めることと健康な細胞が作り出されることができれば、老化を防ぐことができるということです。

つまり、**老化を防ぐポイントは、①細胞の劣化と減少を防ぐ、②健康な細胞を生み出す、この二つです。**

細胞を劣化・減少させる最大の要因と言われる「活性酸素」に着目する必要があります。**実は活性酸素の異常発生の90％が腸内で起きている**と言われます。汚れた腸では活性酸素が過剰に発生し、細胞を劣化させ、老化や病気を招きます。

そして、**健康な細胞を生み出すためには、食事で摂った栄養素がきちんと分解・吸収されなければなりません。**この役目を担っている腸が正常な働きをしてくれることが重要なのです。

腸を整えることが、活性酸素による細胞の劣化・減少を防ぎ、健康な細胞の再生を可能にし、その結果肌や髪のダメージを修復することにつながっていきます。整った腸があなたに艶髪・艶肌をもたらすのです。

細胞の活発な入れ替わりが若さを保つ

ここで、「細胞の入れ替わり（新陳代謝）」について確認したいと思います。

私たちの体は、**細胞が常に入れ替わりを繰り返す**ことで生命活動を行っています。**細胞はその役目を終えると自ら消滅し、次の細胞にバトンタッチする**ようにプログラムされています。組織によって細胞の役割や構造も違うため、細胞の入れ替わりの速さもその組織によって違いがあります（左図を参照）。たとえば、**胃、小腸、大腸などの消化器官の細胞や肌や頭皮の表皮細胞は、入れ替わりの周期が短いのが特徴**です。一方、神経細胞や心筋細胞は、生涯にわたって入れ替わることはありません。

細胞の劣化と減少を防ぎ、健康な細胞を生み出すには、体の各組織で**細胞が適切な周期でスムーズに入れ替わることが大切**です。そのためには、**「腸内環境」と「活性酸素」、さらには細胞の入れ替わりに必要な「カルシウム」が重要なカギ**となります。

細胞の入れ替わり

● 細胞が入れ替わる速さ

小腸の微絨毛《びじゅうもう》：1日
胃の粘膜：3日
腸管上皮：３～5日
血液：白血球３～5日、血小板10日、
　　　赤血球120日
肌：28日（年齢にもよる）
脳：40%が1ヵ月、60%が1年
肝臓：96%が1ヵ月、4%が1年
腎臓：90%が1ヵ月、10%が1年
筋肉：60%が1ヵ月、40%が 200 日

● 生涯に一部しか入れ替わらない細胞の一例

脳神経膠《こう》細胞、骨芽《こつが》細胞

● 生涯入れ替わらない細胞の一例

神経細胞、心筋細胞、卵母細胞

注：いずれもおおよその日数

自分の腸と向き合い、自分に合うものを感じ取る

腸内環境を整えることが健康につながり、肌や髪のダメージを修復することになるのですが、問題は「どうしたら腸を整えることができるのか」です。そしてここで重要なことは、**腸内環境は千差万別、ひとりひとり違うということ。**

「腸内環境を良くするためには○○を食べれば良い」、「○○が腸内の乳酸菌を増やす」そういった情報に振り回されてはいませんか？ 人それぞれ好みが異なるように、腸が喜ぶ食べ物も人それぞれ。それを忘れてはいけません。**何を食べれば良いのか、何を食べない方が良いのか、それを教えてくれるのは他でもない、あなたの腸と腸内フローラ（腸内細菌叢《そう》）です。**

腸内には100兆個もの腸内細菌が生息。私たちの体と互いに助け合いながら共

存しています。この腸内細菌が作り出す世界がまるでお花畑（フローラ）のように見えることから、「腸内フローラ」とも呼ばれます。この腸内フローラが美しい状態を保っているとき、あなたの腸は健康であると言えます。

腸内細菌たちはあなたの行動をコントロールしています。細菌たちは自分たちにとって有益な食べ物に対してこれが食べたいというサインを、あなたの脳に向けて発信します。するとあなたは細菌たちが望んだ食べ物を食べるという行動を起こします。

細菌たちが望む食べ物があなたにとって有益なものであれば、あなたの腸は良い状態を維持できます。しかし、細菌たちが望む食べ物があなたにとって有害なものだった場合、あなたはそれらを食べ続けてしまい、体の不調を招くことになります。

だからこそ、自分の体に合うもの合わないものを感じ取れるようになること。つまり、**自分の腸と向き合うことが、腸を整えることにつながるのです。**

次ページに「腸内環境改善」があなたを「艶髪・艶肌」へ導くプロセスを図解しました。さあ、艶髪・艶肌を作る第一歩を踏み出しましょう。

艶髪・艶肌修復ステップ

――腸内環境改善からヘアケアへ――

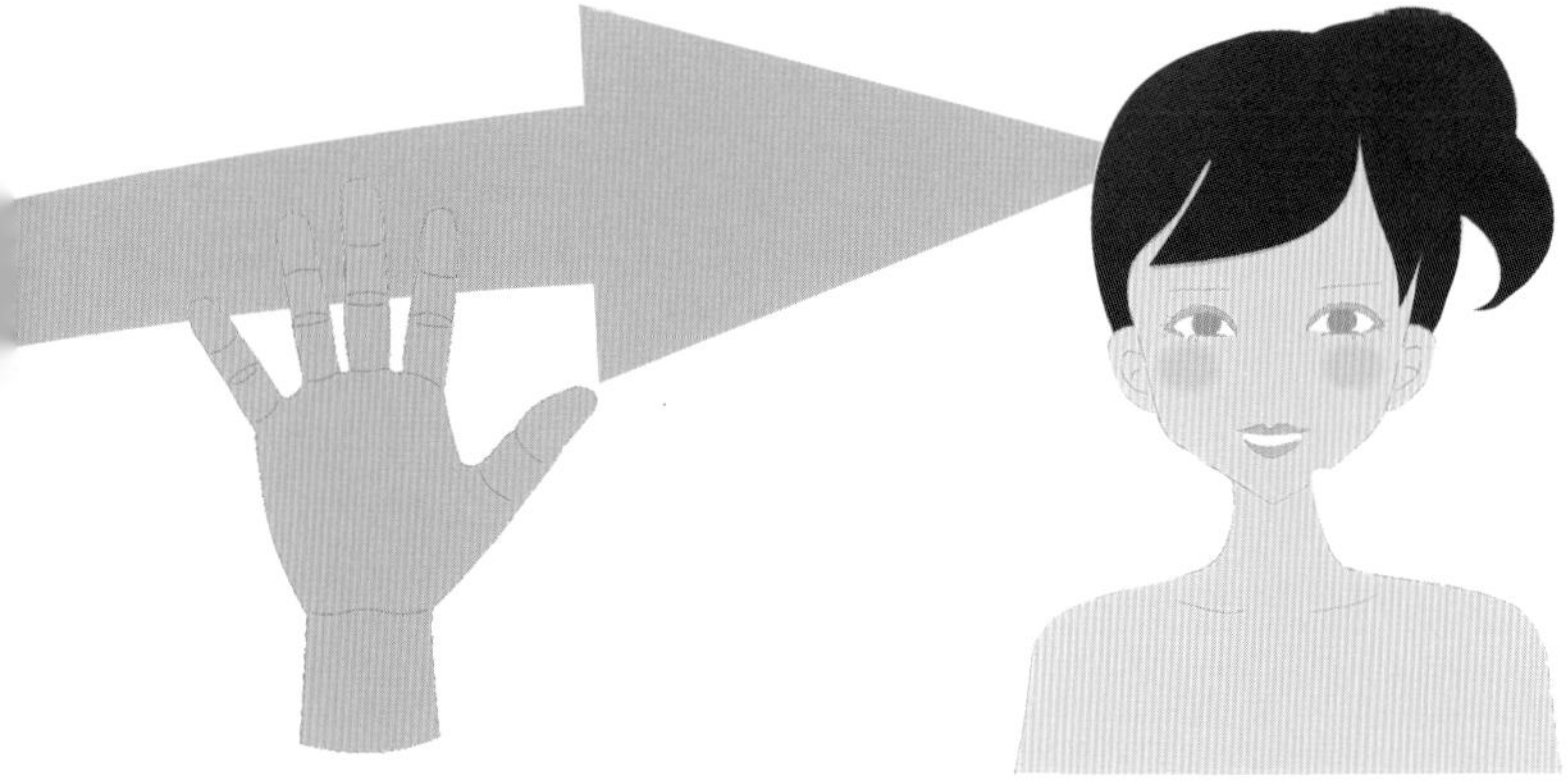

肌の修復

ターンオーバーが正常に。美肌菌の働きで**艶肌**に。

毛髪の修復

ヘアサイクルが正常に。**毛母細胞**が活発に細胞分裂し、**抜毛薄毛が改善**。メラノサイトも復活し**白髪が改善**。**艶髪**へと導く。

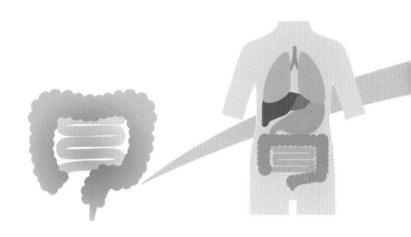

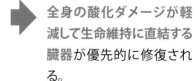

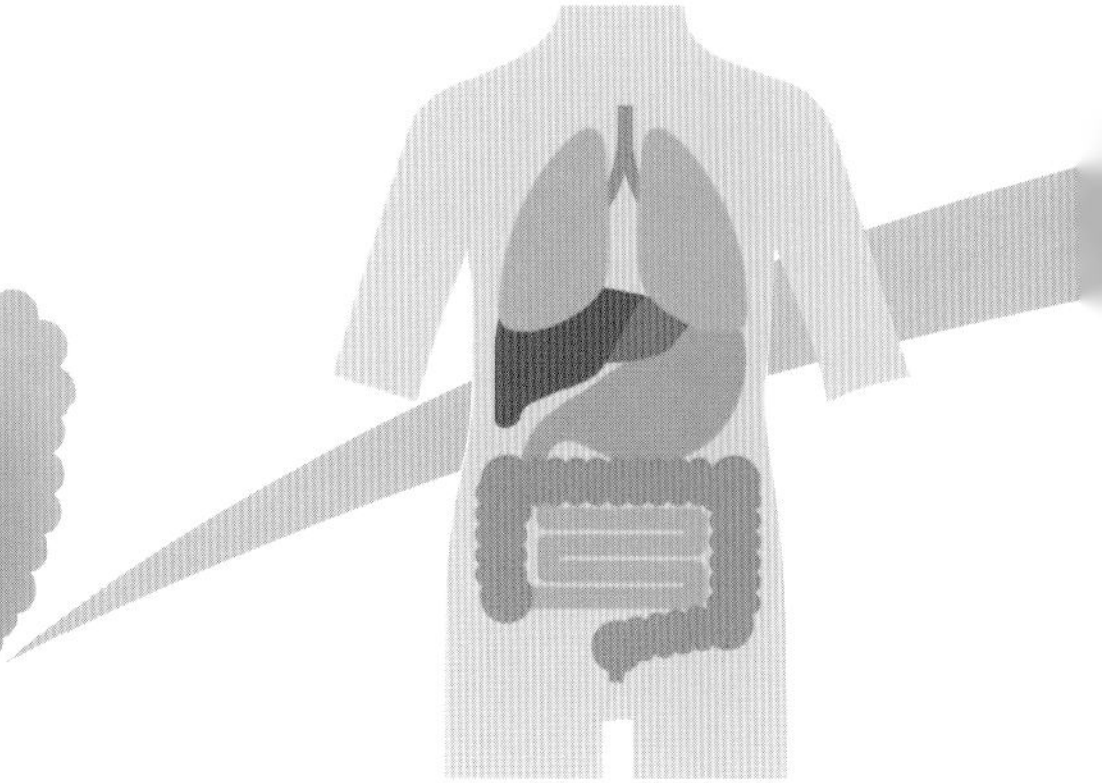

腸内環境改善

腸のお掃除をすることで、腸内フローラが改善。腸の機能である栄養吸収、免疫機能、自律神経機能、ホルモン活性化などが正常に。腸内で過剰発生する活性酸素も抑制される。（活性酸素の過剰発生の90％は腸内で起きている）

体の内側の修復

全身の酸化ダメージが軽減して生命維持に直結する臓器が優先的に修復される。

第2章

マイナス10歳髪はこうしてつくられる

髪は「余った血」でできている

艶のある髪になるのかパサついた髪になるのかは、髪を作り出す細胞の状態によって決まります。

漢方の起源である中国医学に「髪為血之餘（髪は血の余りなり）」という言葉があります。髪は血の余りからできていると考えられ、**血液に余裕がなければ豊かで光沢のある髪は作れない**とされています。血液の役割は体の細部まで栄養を届けること。まず生命に直結する心臓や肺などの臓器に必要十分な栄養が届けられ、髪や爪はその残りで作られます。**生命維持という意味では、髪の優先順位は最下位なのです。**必要十分な栄養を含む豊富な血液がなければ、豊かで艶のある髪は作られないのです。

昨年**「腸でも血液が作られている」**ことが、米コロンビア大学の研究チームによって証明されました。腸には、栄養素の分解・吸収だけでなく血液を生み出す働きもあったのです。

腸で生み出される血液は細胞の元となる「幹《かん》細胞」と呼ばれる細胞で、毛髪を作る細胞に変わる潜在能力を持っています。

このように新たな血液が腸で生み出されることで、栄養と細胞の材料がたっぷりと頭皮に届けられ、髪を作り出す細胞が続々と生まれて活発に働くことで、艶のある美しい髪が作られるというわけです。

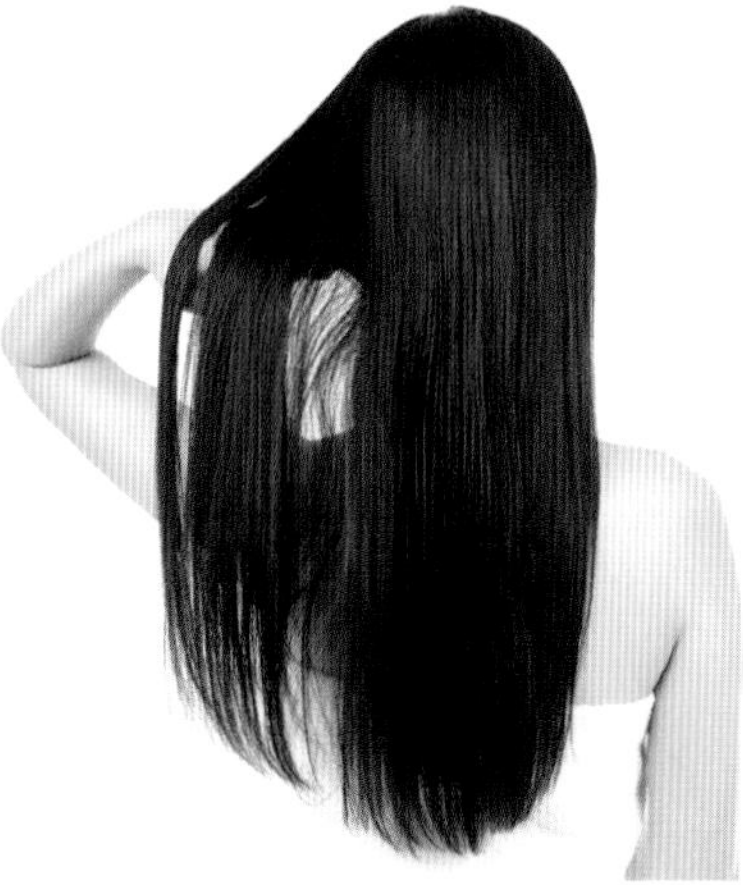

抜毛・薄毛はヘアサイクルの乱れから

「髪が細くなってボリュームが出ない」
「ハリやコシがなくなってヘアスタイルが決まらない」
「髪の量が減って地肌が透けて見え始めた」

これらは、**ヘアサイクル（毛周期）の乱れ**によって起こっています。

そもそも髪の毛（毛髪）は頭皮の一部が変化したもので、頭皮の表面から外に出ている「毛幹部」と頭皮の中に埋まっている「毛根部」からなっています。そして、毛根部の底には**毛髪を作り出す「毛母《もうぼ》細胞」**と毛髪の成長に必要な栄養素を毛母細胞に送り込む「毛乳頭」とがあります。

このうち毛母細胞は毛乳頭を囲むように位置して、毛乳頭から得られる栄養によって細胞分裂をくり返しながら増殖します。次第に角質に変わりながら柱状に連なり、それが頭皮の表面の毛穴（毛包《もうほう》）から伸び出したものが毛髪です。外に出ている部分

（毛幹部）は死んだ細胞ですが、毛根部の毛母細胞は生きて活動しており、一般的には**1日0.3㎜ずつ根元から新しい毛髪が作られています。**

毛髪は永遠に伸び続けているわけではなく、伸びては抜け、また新しく生えるということをくり返しています。**1日に50～100本程度が自然に抜け落ちて、それに代わる新しい毛髪が作り出されて伸びていく**のです。そうした成長の周期を「ヘアサイクル（毛周期）」と呼んでいます。（参照：P34へアサイクル）

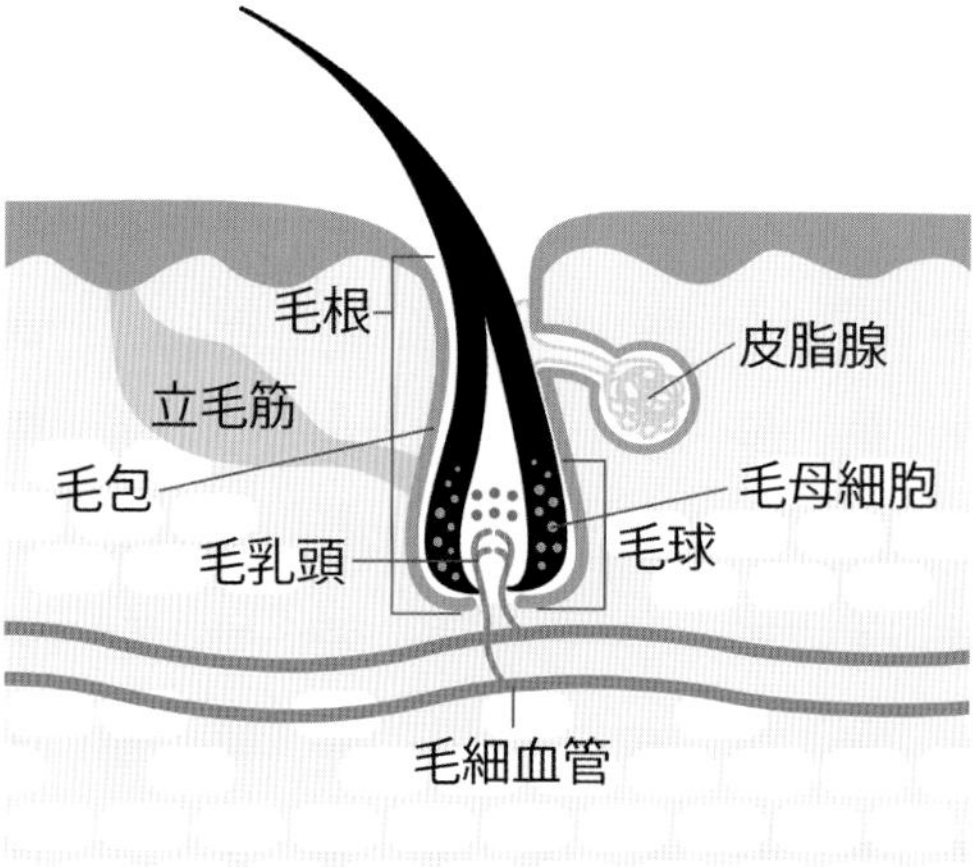

ヘアサイクルの4つの段階

- 成長初期：新しい髪が生える時期
- 成　長　期：髪が太く長く成長する時期
- 退　行　期：成長のスピードが穏やかになり、髪が伸びにくくなる時期
- 休　止　期：細胞分裂が止まり、髪が抜けていく時期

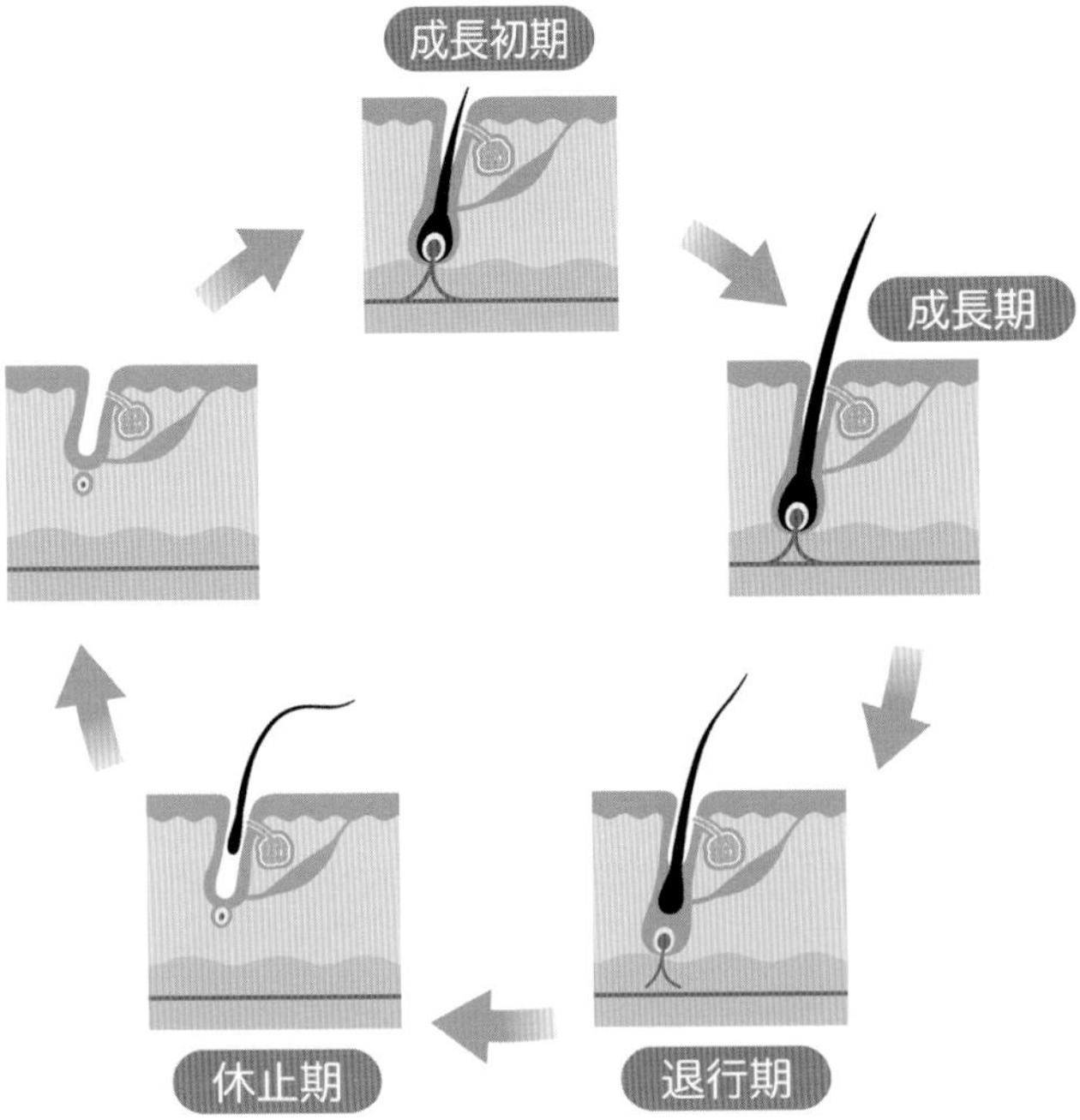

ヘアサイクル

ヘアサイクルは右図の４つの段階を、通常３年から６年かけて循環していきます。**ヒトの髪は平均10万本といわれ、その１本１本が３年から６年の周期で入れ替わる**ことで髪の量をほぼ一定に保っているのです。

ところが、成長初期の後で、十分な成長期を経ずに退行期に入ってしまうと、髪が細いまま抜け落ちてしまいます。また、周期全体が短くなって、次の毛が生えるまで時間がかかって、総本数が減ってしまいます。**こうしたヘアサイクルの乱れが「髪が細くなる」「薄くなる」状況を招いている**のです。

ヘアサイクルの乱れは毛根部の細胞の劣化によるもので、毛母細胞が活発に細胞分裂し続け、本来の機能を取り戻して活発に働くようになれば、ヘアサイクルを正常に戻すことができます。**細くなった髪も、薄くなった髪も根元からどんどん甦らせることが可能**なのです。

髪の「うねり」の正体

年齢とともに「髪のくせが強くなった」と感じている女性は多いようです。あなたも、もともとストレートだったのにくせ毛になってきたと感じてはいませんか？

日本人の約90％は生まれつき直毛だと言われています。くせ毛は遺伝と思われがちですが、年齢とともに気になり始めた髪のくせは後天的なうねりと言えるかもしれません。

通常健康な髪の場合、髪は頭皮の毛包から円柱状に伸びてきます。それが扁平状《へんぺいじょう》や楕円状《だえんじょう》に潰れたり、太い部分と細い部分が混在してしまったりすることで髪の断面に歪みが生じます。これが髪のうねりです。

後天的な髪のうねりには主に次のような原因が考えられます。

一つ目は、毛母細胞の活動にむらがあること。毛母細胞が常に活発に細胞分裂を行っていれば均等な太さの髪が生えます。しかし、**細胞分裂が活発な時とそうでない時が繰り返されると、太い部分と細い部分が生じ、これがうねりとなります。細胞分裂が安定して活発に行われるには「カルシウム」が深くかかわっています。**このことは、第8章で詳しくご説明します。

二つ目に、髪が生え出る部分の毛穴（毛包）の歪みです。神経を使ったり精神的なストレスを感じたりすると、側頭部と前頭部の頭皮がカチカチに張ってしまいます。この**頭皮の張りによって皮下が圧迫され、毛包の構造が曲がってしまうことで、その形に沿ってうねった髪が生えてくる**のです。

全体的に薄くなりボリュームダウンする「女性型AGA」

最近は「女性型AGA」という言葉をテレビCMなどでも見かけるようになりました。男性ホルモンの影響による「男性型脱毛症（AGA）」が女性にも起こっていて、**「女性型AGA」（FAGA）**と呼ばれているのです。

男性ホルモンの代表である「テストステロン」は筋肉や骨を作り、血管を強く保つことにも関与します。この**テストステロンはⅡ型5αーリダクターゼという酵素によってジヒドロテストステロン（DHT）という男性ホルモンに変換**され、毛乳頭に存在する男性ホルモン受容体と結合します。そして、DHTと結合した男性ホルモン受容体がもたらす因子によって毛母細胞の増殖が強力に抑えられることで、**毛髪の成長期が短かくなってしまいます。**こうしてヘアサイクルが乱れて薄毛を引き起こしてしまう、これがAGAです。

女性の体内でも男性ホルモンのテストステロンが作られています。その分泌量は男性の体内におけるテストステロン分泌量の5～10％ほどで、男性の10分の1以下です。女性の体内のテストステロンの分泌量は歳とともに緩やかに減っていくのに対して**女性ホルモンである「エストロゲン」の分泌量は40代から50代にかけて急激に減ってしまいます。そして、女性ホルモンの急激な減少によって男性ホルモンが優位になって、その影響を受けやすくなり、AGA同様に薄毛が進行してしまうのです。**

DHTと結合する男性ホルモン受容体がどこに多く存在するかで、症状が現れる場所が異なります。女性のAGAの場合は、男性のように頭頂部や生え際だけが薄くなるのではなく、**全体的に薄くなってボリュームがダウンし、頭皮が透けて見える**という特徴があります。

女性型AGAに対しては、毛母細胞の減少を緩やかにすることと新たな毛母細胞を生み出すための対策と併せて、自律神経を整えて女性ホルモンの分泌を活発に保つことが大切です。**女性ホルモンのエストロゲン自体が髪や肌にハリや艶を与える働きをする**ため、エストロゲンの減少は髪質の衰えにも直結します。**腸内環境とホルモンは密接に関わっているため、腸内環境の改善はここでも必要不可欠**といえます。

第3章

艶肌の決め手はターンオーバー

ターンオーバーの周期が延びると肌トラブルに

美しい艶髪と同様に、透き通るようなハリのある肌は若さの象徴です。女性なら誰もがそんな肌を保っていたいと思うもの。でも現実は、「最近シワが気になって」「お肌のハリがなくなって」「シミが増えた気がする」などなど、年齢とともに肌の悩みは増えるばかり。いったいどのようにして肌は衰えてしまうのでしょうか？

皮膚の底では毎日新しい細胞たちが生まれています。新しい細胞はその上にある細胞を押し上げながら次第に皮膚の表面へと上がってゆき、最後は古い細胞が角質となって剥がれ落ちます。**一定のサイクルで細胞が入れ替わる、いわゆる皮膚の新陳代謝「ターンオーバー」です。**

20代では約28日周期で入れ替わる肌の細胞ですが、**年齢を重ねるほどにターンオー**

バーの周期は延び、30代から40代では45日もかかってしまうと言います。年齢によるシミやくすみ、シワなどはターンオーバー周期の延長によるところも大きいでしょう。

また、生活習慣や間違ったお手入れ方法などでターンオーバーが乱れることも肌トラブルの原因となります。ヘアサイクルが乱れて薄毛になるのと同じく、ターンオーバーの乱れが肌のトラブルを招いてしまうのです。

ターンオーバーを整えてハリのある艶肌を手に入れましょう。

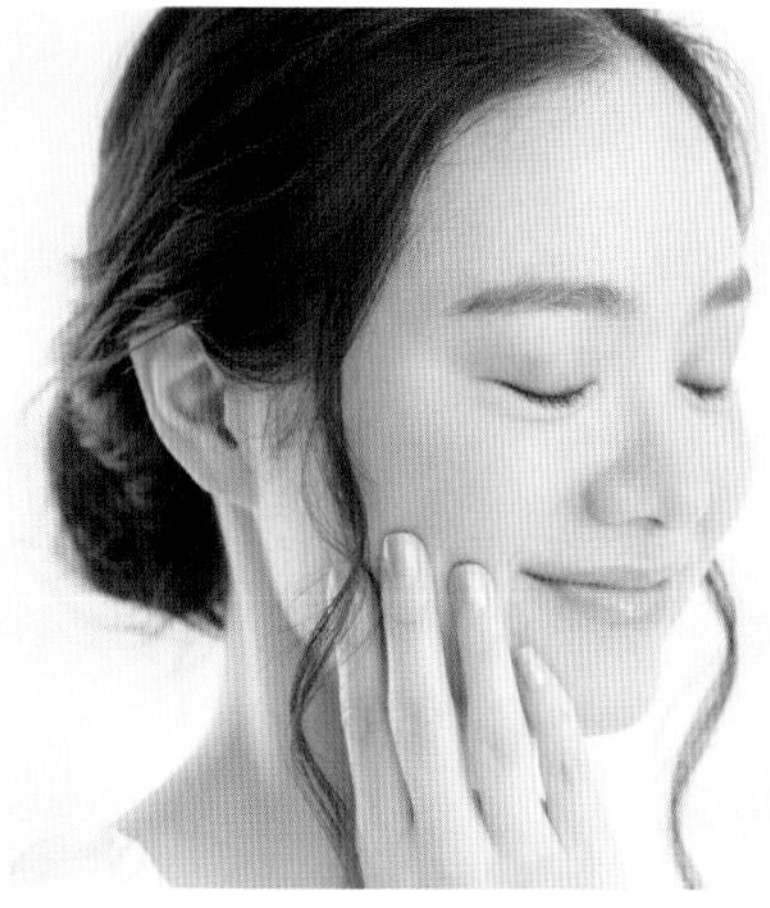

ハリと潤いのカギを握る真皮と表皮

肌のことを知るために、皮膚という組織を詳しくみてみましょう。**皮膚は人体最大の臓器です。**その表面積は成人で約1.6㎡、重さは体重の約8％を占めます。そして、全血液の3分の1が絶えず循環しています。

皮膚は表面から順に、表皮・真皮・皮下組織という三層からなります。表皮の厚さは平均0.2㎜、その95％が角化細胞です。角化細胞は表皮の最下層で分裂し、形を変えながら成

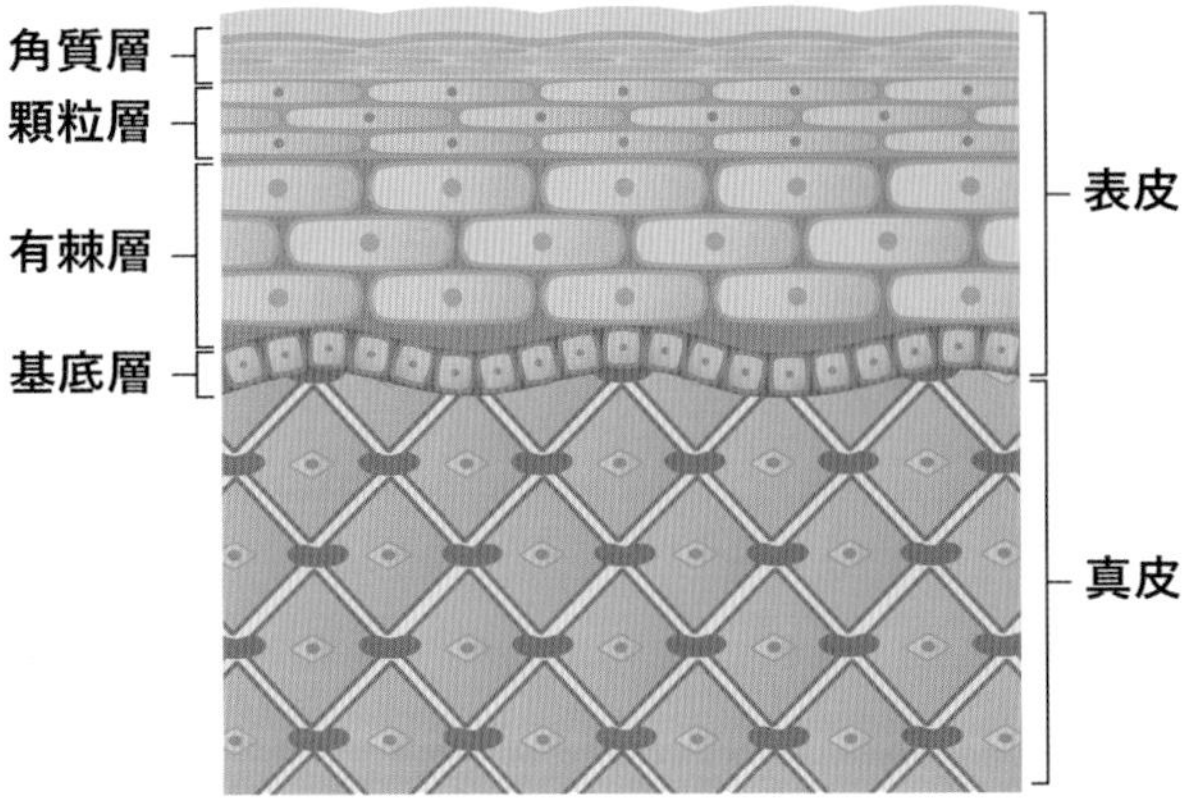

熟して上へ上へと押し上げられていきます。成熟段階の形の違いから４つの層に分類され、もっとも外側の**「角質層」は異物の侵入や紫外線などの外的環境から内部を守る**重要な働きをしています。皮膚のバリア機能です。角質層まで辿り着いた角質細胞は２〜３週間ほど留まったのち、垢となって自然に剥がれ落ちます。

角質層は角化細胞をとりまく**セラミド（角質細胞間脂質）や天然保湿因子（ＮＭＦ）、表面を覆う皮脂などによって潤いを保ち、バリア機能を維持**しています。

一方、表皮の内側の真皮は、コラーゲン繊維、エラスチン繊維、基質で形成され、それらを産生する細胞（繊維芽細胞）や免疫細胞、血管、神経などで構成されます。繊維状のタンパク質であるコラーゲン、弾力性に富むエラスチンが肌のハリと弾力を作ります。さらに、これらのすき間を満たすヒアルロン酸などの基質が水分を保持し、肌の保湿を担っています。

肌の土台である真皮とその表面を守る表皮の状態が、「ハリと潤いのカギ」となるのです。

便秘で肌荒れが起こるわけ

「便秘で肌が荒れる」と感じている女性は少なくありません。ある化粧品・健康食品メーカーが行った調査でも、**便秘の人は乾燥やニキビ、吹き出物などの肌トラブルが多い**という結果が示されました。いったい便秘と肌トラブルにはどのような関係があるのでしょうか。

便秘になると悪玉菌が活発になり、彼らの代謝によって毒素が産生されます。なかでも**「フェノール」という毒素が皮膚のくすみや乾燥を引き起こす**ことが分かってきました。**腸内で産生されたフェノールが血液に吸収されて全身に行きわたり、表皮細胞の正常な分化（ターンオーバー）を乱すことによって肌トラブル**を引き起こしていたのです。

通常、悪玉菌が産生する毒素は肝臓で処理されますが、フェノールは肝臓よりも皮膚に多く蓄積することがわかっています。便秘と肌荒れの関係は、腸内環境の悪化によって産生されるフェノールによるものだったのです。

肌荒れのサインが出ると、私たちの体では抗炎症作用をもつ副腎皮質ホルモンが分泌され、肌トラブルを防ぐように働きます。いわゆるステロイドホルモンです。このステロイドホルモンのおかげで肌は健康な状態を保っているのです。しかし、腸内環境が乱れて便秘などになると、腸と他の臓器をつなぐネットワークも正常に働かなくなってしまいます。そして、皮膚の異常を感知してそれに対処するようにステロイドホルモン分泌の指令を出すなどの機能にも支障が出てしまうのです。**ステロイドホルモンが正常に分泌されないと肌荒れは進行し、赤みや炎症までも引き起こしてしま**います。

肌トラブルを起こさないためにも、それを悪化させないためにも、便秘の解消は非常に重要なのです。

第4章

腸内フローラを味方につけよう

体は「ちくわ」構造。腸の中は体の外側!?

肌や髪と腸との関係を考えるとき、体の構造から捉えた重要なポイントがあります。それは、**私たちの体は「ちくわ」構造**だということ。いわば中心がくり抜かれた筒の形で、**体の中だと思っていた口、食道、胃、腸といった「食べ物が通る道」、つまりちくわの空洞部分は実は体の外側**なのです。

ちくわの表面は**皮膚表面の上皮細胞である角質層**にあたります。ちくわの身の部分と外界を区別する境目です。一方、空洞部分の表面は腸壁を含む**消化管表面を覆う上皮細胞の粘膜**にあたります。**皮膚も腸壁も体の内部と外界を隔てる境界**なのです。

ヒトが誕生するとき、最初に作られる器官が消化管です。卵子と精子が受精して球体となった受精卵の表面が内側に入り込み、入口を残して球体の内部に空洞を作り、反対側に出口ができて口から肛門を結ぶ管になっていきます。体が形成される過程をみても、**腸壁と皮膚はつながっている**のです。

ひと続きの腸壁と皮膚は、非自己から自己を守るという同じ働きをしています。これが免疫バリア機能です。

皮膚の表面は角化細胞が何層にも重なった角質層の皮脂やセラミドなどの成分による**バリア機能によって、外からの病原菌や化学物質の侵入を防いでいます。腸壁もまた皮膚と同様にバリア機能を担っているのです。**

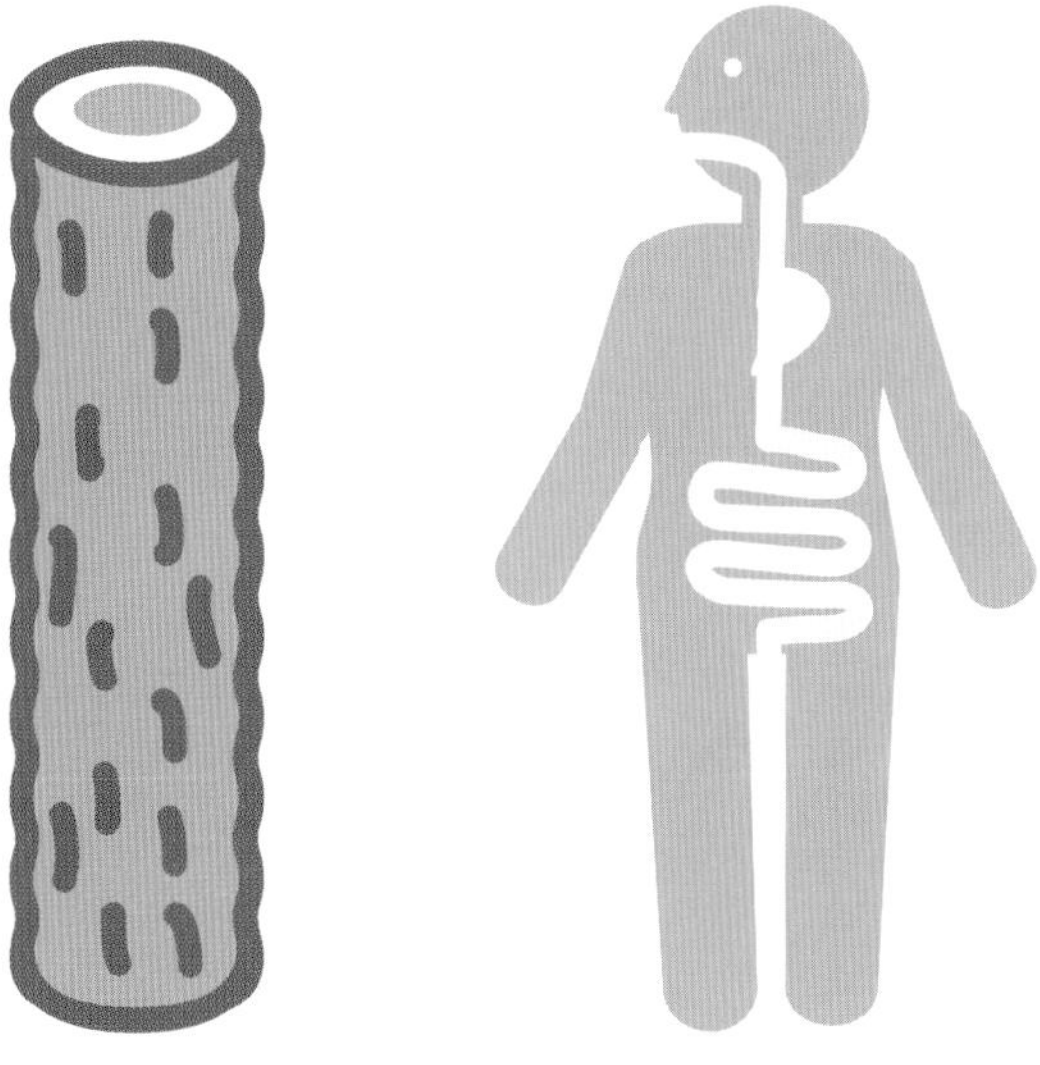

私たちの体はちくわ構造に例えられる

わたしたちは微生物と共存している

腸壁と皮膚のバリア機能に欠かせないのが細菌を含む微生物の存在です。「微生物の惑星」と呼ばれるこの地球で、微生物たちは他の細菌や周囲の環境と調和し、ほかの生命に寄り添いながら生きています。それはヒトの体においても同様です。

「ヒトの体は、肉体を作る細胞とそこに暮らす細菌などの微生物たちが織りなす生命の融合体『超有機体』として捉えるべき」というのは、微生物の世界的権威ジョシュア・レーダーバーグ博士（1958年ノーベル生理学・医学賞授賞）の言葉です。

細菌やウイルス、原生生物などを含む微生物が、私たちの腸や口の中、皮膚の上、その周囲に存在し、互いに助け合いながら生きています。文字通り、私たちと微生物は一蓮托生。**微生物の存在なしでは、私たちの体は成り立たない**のです。その理由を次項で詳しくみていきましょう。

腸は「第二の脳」腸と全身がコミュニケーション

ヒトと共存関係にある数百兆もの微生物たちは腸管や皮膚上、その周囲などに存在し、外からの刺激や病原菌の侵入を防ぐ役割を担っています。その重量は２kgにもおよび、そのうち**１〜1.5kgほどが腸管内に存在**します。数にするとその半数以上が腸内に棲み、生命活動の一端を担っています。

腸は小腸と大腸からなり、その長さは小腸が６〜８m、大腸が1.5m、合わせると身長の５倍ほどになります。**腸壁の表面積は約32㎡もあり、テニスコート１面分に相当**します。ここに**１００兆個、菌種にして２０００種類にもおよぶ微生物が生息**しているのです。

腸の役割は食べ物を消化・吸収することですが、これは腸の機能の一つにすぎません。外敵から身を守るなど、他にもさまざまな役割を担っているのです。血液の生成、ホルモン分泌や調整、免疫機能の調整、神経伝達物質の生成などなど。なかでもとくに注目されているのが**腸管神経ネットワーク**です。

腸には約1億個の神経細胞が存在し、脊髄全体よりも多くの神経が走っています。この腸管神経は、脳神経の一つである**迷走神経を通じて脳とつながっています。**迷走神経は脳から腸までつづく最大の神経系で、脳から心臓、肺、腹腔器官へと延びる神経線維に比べて9倍も多いことが分かっています。この神経系を介して、腸と脳は双方向の情報伝達を行っています。脳からの一方的な情報によって腸がコントロールされているのではなく、**腸から脳へも情報伝達が行われているのです。**このように脳と直結する腸は、心臓や肺や肝臓などの**他の臓器ともコミュニケーションをとりながら全身の生命活動を調整**しています。**腸が「第二の脳」**と言われるのはこのためです。

腸に広がるお花畑「腸内フローラ」

私たちと共存する細菌たちは、「ヒトと共同体を成す微生物集団」という意味の「ホロビオーム」として捉えられています。腸内のホロビオームは、多彩で豊かなお花畑（フローラ）に見えることから「腸内フローラ」と呼ばれています。さまざまな役割を持つ腸ですが、その働きを助けているのがこの腸内フローラの細菌たちなのです。

広さにしてテニスコートほどもある腸壁は、

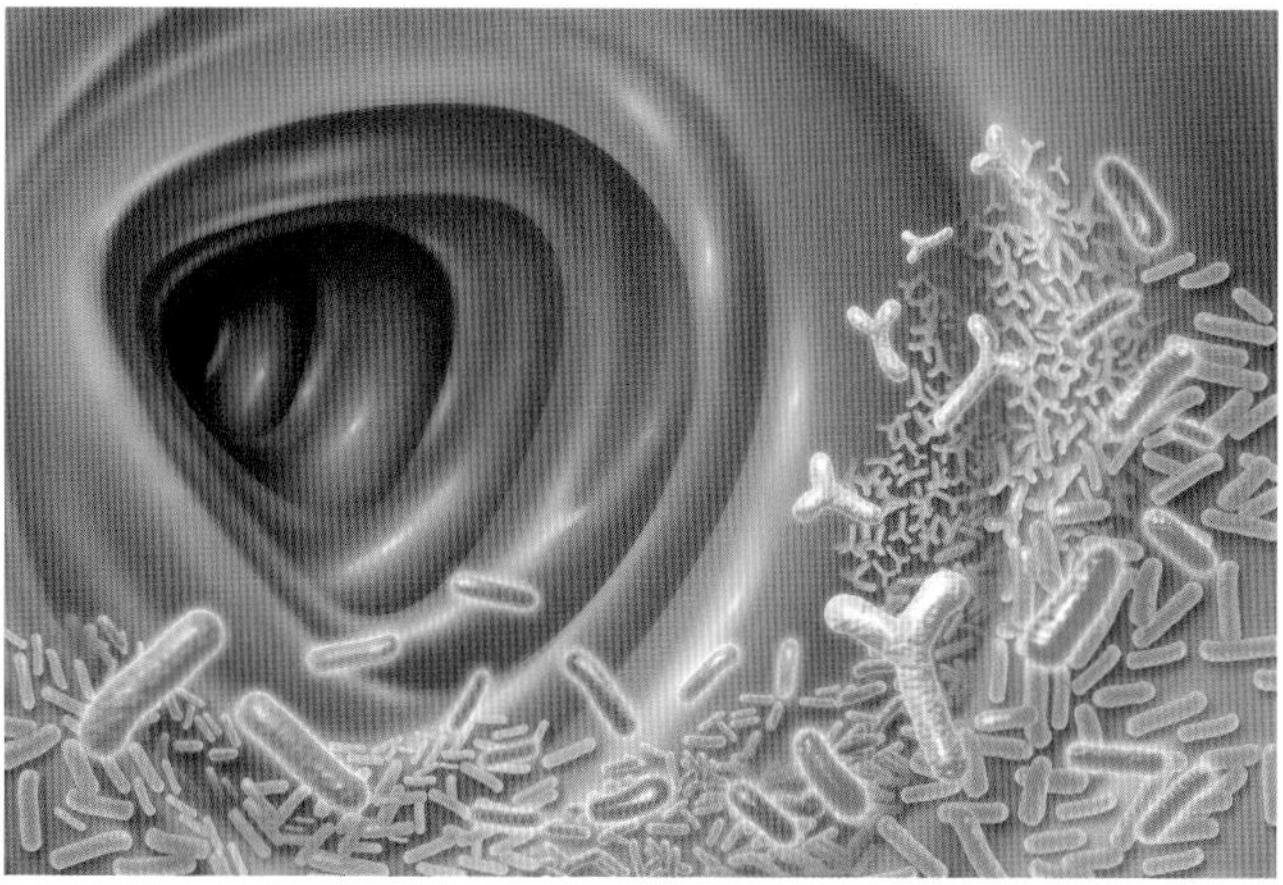

たった1層の細胞からなる粘膜によって外界と自己とを隔てています。この粘膜が皮膚と同様に、異物が体内組織や血液内に入り込むのを防いでいます。それを腸内フローラが手助けしているのです。腸内フローラの細菌たちによって産生される「脂肪酸」が、腸管粘膜の細胞の増殖を促進し、粘液の産生を促すことで粘膜のバリア機能を高めます。こうして異物の侵入を防いでいるのです。

腸内フローラを構成する腸内細菌は、「善玉菌」「悪玉菌」「日和見菌」の3つのグループに分類されます。腸管内で細菌たちは、食べ物を分解して乳酸や酪酸、酢酸といった「脂肪酸」やアルコールなどの代謝物を産生します。**ヒトの体にとって良い働きをする代謝物を作り出す細菌を「善玉菌」と呼び、有害な代謝物を作り出す細菌を「悪玉菌」と呼びます。そして「日和見菌」のグループは善玉菌も悪玉菌も含み、より優勢な方に働きます。**

善玉菌、日和見菌、悪玉菌の割合は一般的には2：7：1が理想とされますが、**腸内細菌の種類、数、バランスは指紋のように人それぞれ異なります。**お母さんの子宮にいるとき、胎児の腸内は無菌状態です。胎児は産道を通るときに母親の細菌をもらって生まれてきます。そして、**生まれた後に接触する人や物から感染した細菌によって、5〜6ヵ月かけて腸内フローラが形成され、生後2〜3年で安定します。**その後は環境や生活習慣などに応じて変化し、その人独自の腸内フローラが完成されますが、やはり形成時期に触れた細菌によってその基礎ができ上がります。生まれて最初に触れた人が持つホロビオームが、その後の腸内フローラ形成に大きく影響するのです。

一方で、腸内フローラは環境や宿主の状態

善玉菌・日和見菌・悪玉菌

- 善 玉 菌：腸内環境の維持に役立ち、ヒトの体に良い働きをする菌群。
- 日和見菌：善玉菌、悪玉菌の両方を含む菌群。より優勢な環境に適した菌が働く。
- 悪 玉 菌：代謝によって有害な毒素を作り、ヒトに悪影響を及ぼす菌群。

にたくみに順応して個人に応じた細菌構成を年月をかけて作り上げていて、年齢や国によっても大きく異なります。

一例をあげると、**日本人の腸内細菌はポルフィラナーゼという酵素を産生する**ことが報告されています。これは日本人の腸内細菌特有です。ポルフィラナーゼは海藻に含まれる多糖類を分解する酵素で、日本人の90％がポルフィラナーゼを産生する腸内細菌を有しているのに対し、欧米人ではたった3％です。これは、生魚や海藻などの海産物を多く摂取する日本人の食文化によるものと考えられます。

腸内細菌の多くは、消化や代謝、免疫などの有益な作用をヒトの体に提供することで、ヒトの体と一体化した生命として共生関係にあります。まるで体の一部であるような**腸内フローラは「もう一つの臓器」**とも呼ばれているのです。

「善玉菌」と「悪玉菌」、何が違うの？

「善玉菌」は健康や生命活動に欠かせない有益な作用を体にもたらしてくれることから有用菌とも呼ばれます。乳酸菌や酪酸菌などがその代表です。

「乳酸菌」は代謝によって乳酸を産生する菌の総称です。発酵という工程において糖を分解して乳酸を産生し、なおかつ腐敗物質を作らない菌を乳酸菌と呼びます。乳糖やオリゴ糖以外に、胃で消化しきれなかった「食物繊維」（根菜、豆、きのこ、海藻など）をエサにして代謝をおこない、乳酸の他に**ビタミンＢ１、Ｂ２、Ｋ、ビオチン（皮膚や頭髪を正常に保つ必須ビタミン）、葉酸（消化・排泄や脂質分解を促進）、アミノ酸、ホルモンなどの有益物質を産生**して、私たちの体に供給してくれます。ビフィズス菌（ビフィドバクテリウム属）もこれにあたります。日和見菌に属するブルガリア菌、カゼイ菌、ガセリ菌なども乳酸菌の一種です。

酸素のある小腸では通性嫌気性（酸素があってもなくても生きられる）のラクトバチラス属（ブルガリア菌やカゼイ菌、ガセイ菌など）が多く生息しています。一方、酸素の少ない大腸では嫌気性（酸素を嫌う）のビフィズス菌が多く生息しています。

ビフィズス菌と他の乳酸菌との違いは、代謝物として乳酸とともに酢酸を産生するという点です。この**酢酸が有害菌を抑制して腸内環境を整える働きをしています。**酢酸（お酢）は食品として摂取しても消化の過程で分解されてしまい大腸までは到達できません。ですから、大腸で酢酸が産生されることに意味があるのです。

また、**「酪酸菌」はその名のとおり大量の「酪酸」を産生します。酪酸は有害菌の増殖を抑制するとともに、腸壁を刺激して粘液を分泌させることでバリア機能を強化し、免疫機能を高めてくれます。**

このように善玉菌は、体に有益な代謝物を作り出すだけでなく、免疫機能にも大きく役立つありがたい菌たちなのです。

一方、**「悪玉菌」は、タンパク質を分解して便やおならの悪臭の元となる腐敗物質を作ります。**大腸菌やクレブシエラ属の肺炎桿菌《かんきん》などが代表的な菌です。大腸菌グループのほとんどの菌は無害ですが、なかには体の不調や病気の原因となる病原性の強い菌種が存在します。重い食中毒を発症させるＯ１５７などは有名ですね。

ボツリヌス菌やウェルシュ菌なども毒素を産生する悪玉菌ですが、日和見菌に分類されるファーミキューテスというグループの一種です。また食中毒を引き起こす黄色ブドウ球菌もファーミキューテスに属する菌の一種です。

善玉菌と悪玉菌の違いは、何をエサにし、代謝物として何を産生するかの違いです。その代謝物がヒトにとって役立つか有害かで、善玉菌か悪玉菌かに区別されています。

「日和見菌」に分類されるグループには、善玉菌の菌種と悪玉菌の菌種の両方が含まれています。善玉菌と同じ働きをする日和見菌を活発にするには、善玉菌が好む環境を作ってあげれば良いのです。

善玉菌　日和見菌　悪玉菌

種（菌種）

- **B. breve など**：乳酸菌の一種。ヒトの腸内には5種類が生息。
- **ガゼリ菌、ブルガリア菌など**：乳酸菌の一種。
- **黄色ブドウ球菌**：エンテロトキシンという毒素をつくり、食中毒を起こす。ニキビの原因にも。
- **ボツリヌス菌**：ボツリヌス毒素という強毒をつくる。
- **ウェルシュ菌**：代謝によるガスは悪臭の原因となる。
- **アリアケ菌**：肝臓がんを引き起こす原因となる毒素を産生。
- **バクテロイデス・プレビウス**：海藻を分解する酵素を持つ。
- **病原性大腸菌**：病原性のある大腸菌。（ほとんどの大腸菌は無害）
- **肺炎桿菌**：口腔内にも生息。肺炎の原因となる。

主な腸内細菌の種類

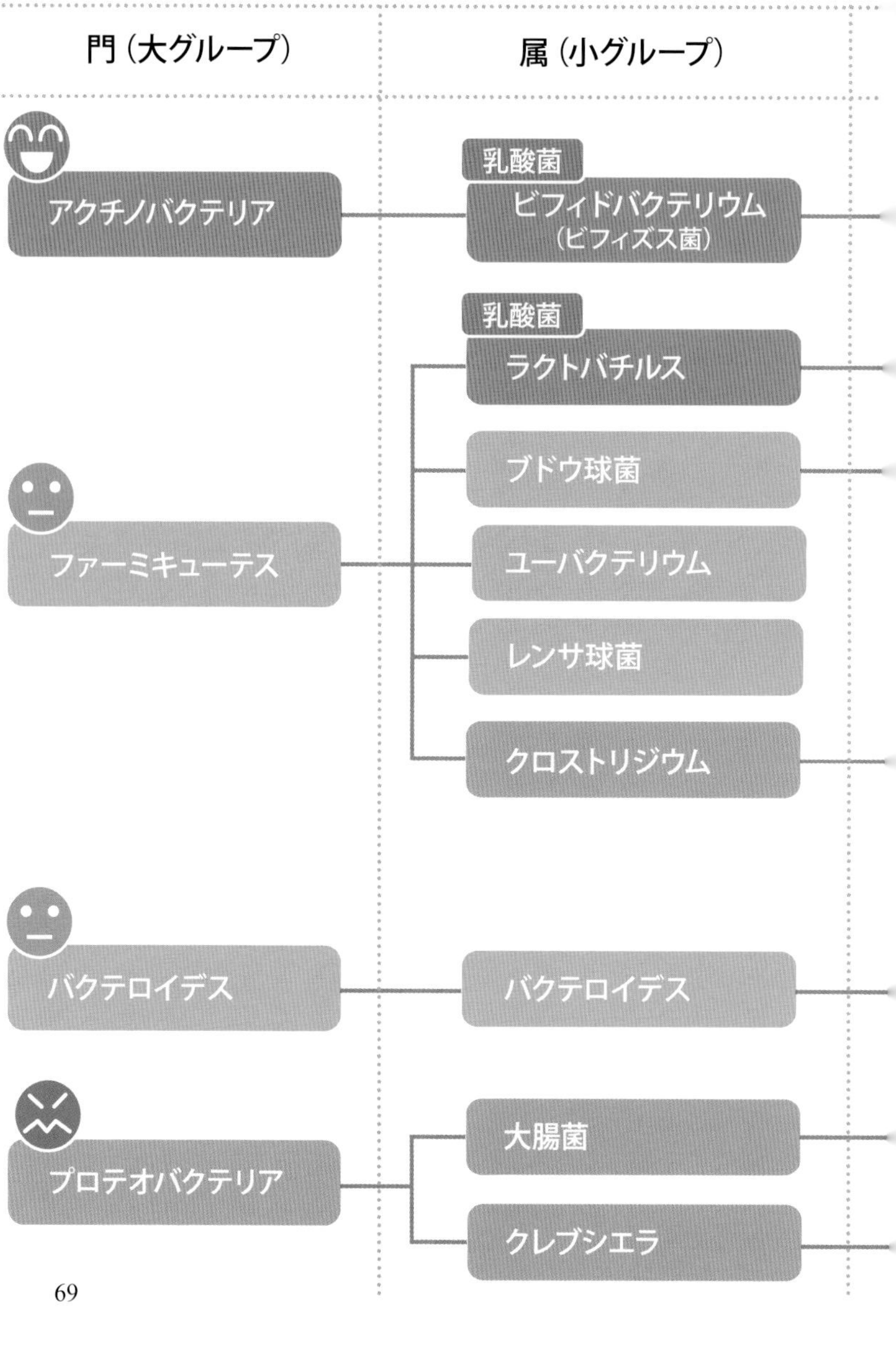

門（大グループ）
属（小グループ）
アクチノバクテリア
乳酸菌
ビフィドバクテリウム
（ビフィズス菌）
ファーミキューテス
乳酸菌
ラクトバチルス
ブドウ球菌
ユーバクテリウム
レンサ球菌
クロストリジウム
バクテロイデス
バクテロイデス
プロテオバクテリア
大腸菌
クレブシエラ

腸が全身の免疫システムを司る

腸内フローラと協力しながら、**腸壁の粘膜は二つの矛盾する働き**をしています。**栄養を取り入れる一方で、異物をはね除け体の内部への侵入を防ぐ**という複雑な働きです。

食物は単一分子まで分解されて初めて腸壁を通過し体内に吸収されます。それよりも大きな分子が体内に入れば「非自己」とみなされ、体内から排除するように免疫システムが働きます。「非自己」を認識して排除する、これが免疫システムです。

小腸と大腸とでは、その免疫システムは若干異なります。**小腸では、粘膜やリンパ球、抗体などが病原菌や有害物質の侵入を防いでいます。**一方、**大腸の免疫システムを担うのは多種多数の腸内細菌**たちです。

皮膚の表層は角化細胞が幾重にも重なりあって外からの刺激や物質から体を守っていますが、腸の粘膜はたった1層の細胞でできています。**腸の粘膜から分泌される**

粘液がバリアとなって外界からの刺激を防ぎ、腸内細菌がその手助けを担っています。

腸内細菌の中でも善玉菌は、さまざまな免疫強化作用や栄養争奪によって悪玉菌や外来菌の増殖を阻止してくれます。**この免疫システムと多臓器とのネットワークによって私たちの健康が守られているの**です。

しかし、この免疫システムが日常的に破られていることをご存知でしょうか？

「自己」ではない物質や細菌が体内に侵入して免疫機能を混乱させているのです。

花粉症や食物アレルギーをはじめ、クローン病やリウマチ性関節炎などの自己免疫疾患はもちろんのこと、**糖尿病や認知症、肥満に至るまで、現代病の多くが免疫システムのトラブルから発生している**と言われます。本来は攻撃すべきでない自分の細胞を攻撃したり、伝達信号を誤認して間違った反応を起こしたり、こうしてあなたが想像する以上に、**免疫システムのトラブルによって体の不調や病気が引き起こされている**のです。

善玉菌がアレルギーを抑えてくれている

最新の研究で、**腸管の細胞に取り込まれた「酪酸」が、免疫システムをコントロールする「制御性T細胞」の生成に関わっている**ことが明らかになりました。

ヒトの免疫機能には「細胞性免疫」と「液性免疫」の二種類があります。このうち細胞性免疫はウイルスや細菌などの病原体や、感染細胞やがん細胞などの異常をきたした細胞を、免疫細胞が直接攻撃する反応です。

一方、液性免疫は体内に侵入した寄生虫や花粉などの異物上の目印である抗原に対応する抗体を作り、この抗原と抗体が結合することで異物を中和して無毒化したり、抗原に結合した抗体がマクロファージやナチュラルキラー細胞などの免疫細胞と結合し、それらの細胞の力を借りて異物を排除するという反応です。

ところが、しばしば免疫システムが混乱してしまうことがあり、**無害な物質に対し**

ても過剰な反応を誘発したり、自分の体の正常な組織や細胞までも異物と誤認して攻撃してしまったりして、炎症や痛みなどを引き起こします。これがアトピー性皮膚炎などのアレルギーや関節リウマチなどの自己免疫疾患です。

こうした免疫機能の過剰反応を抑えてくれるという重要な働きをするのが制御性T細胞です。そして今、酪酸が免疫バランスを司る制御性T細胞の生成に関わっていることが解明されたことで、酪酸を生産する**善玉菌が免疫機能に重要な役割を果たしていることが科学的に証明され**たのです。

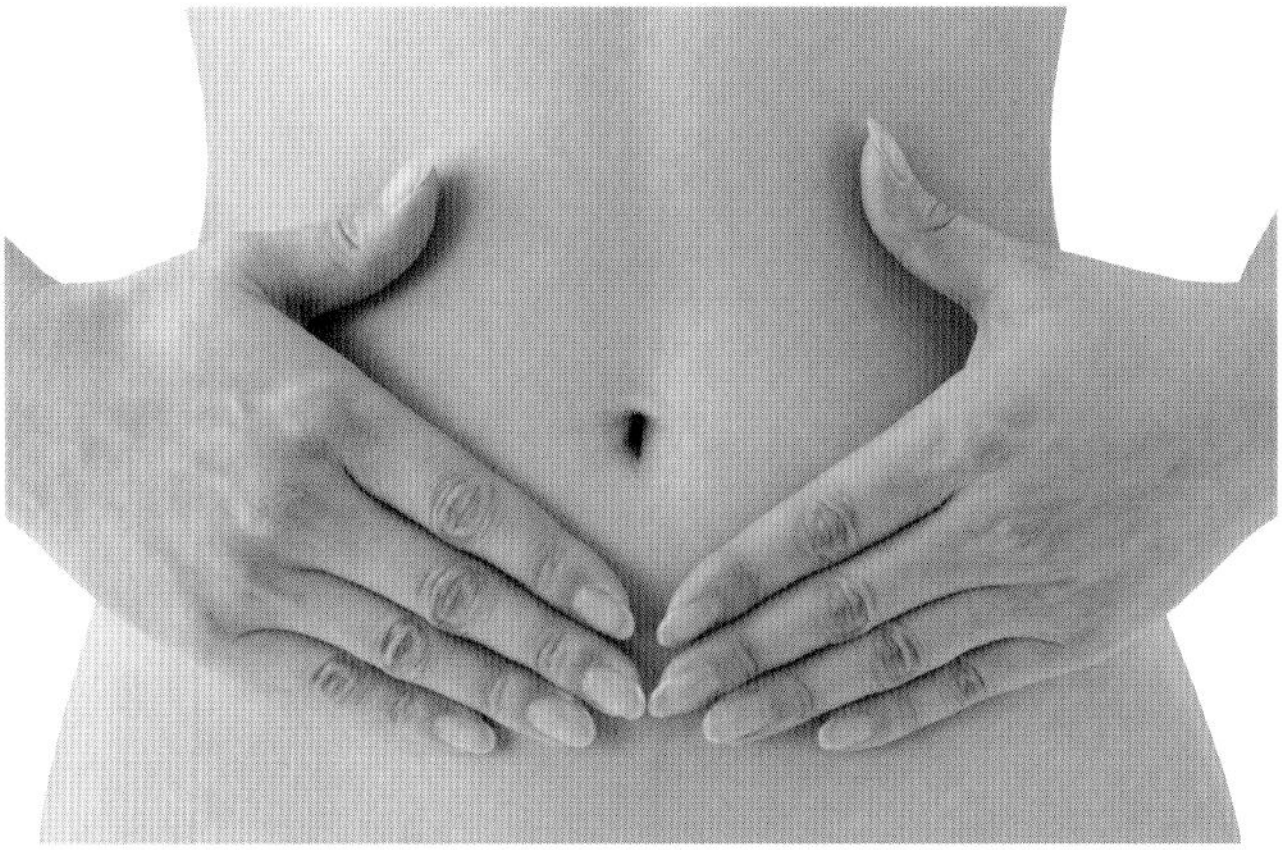

第5章

肌フローラと頭皮フローラの役割

「肌フローラ」がバリア機能を持つ

腸壁と皮膚はつながっています。ヒトの体が「ちくわ」の構造であるとお話しました。実は腸壁も皮膚も「体の表面」なのです。そして、どちらもバリア機能を駆使して、外からの刺激や異物から私たちの体を守ってくれています。腸内ではこのバリア機能に腸内フローラが大きく関わっていますが、同様に**皮膚の上にも多くの微生物が存在し、バリア機能をサポート**してくれています。

皮膚上の微生物は1㎠あたり1000〜10万個、約1000種類にもおよぶと言われ、その数は腸内に次ぐ多さです。そう、皮膚にもフローラが存在しているのです。それは**「肌フローラ」**と呼ばれ、美容に敏感な女性たちから注目されるようになってきました。

フローラの「美肌菌」が艶肌を作る！

肌フローラの微生物としては表皮ブドウ球菌、アクネ桿菌、黄色ブドウ球菌などが代表的です。なかでも**「表皮ブドウ球菌」は「美肌菌」**と呼ばれる善玉菌です。

「表皮ブドウ球菌」は空気や皮脂を好み、皮膚表面の角質層、とくに湿って皮脂の多い細胞のすき間や毛穴に数億個が生息しています。そして、皮脂線や汗腺から分泌される皮脂や汗、古くなって剥がれ落ちた角質などをリパーゼ（脂質を分解する酵素）で分解して**「グリセリン」や「脂肪酸」**を産生します。**グリセリンは皮膚上の膜となって異物や病原菌の侵入を防ぐとともに外的刺激や乾燥から皮膚を守り、かたや脂肪酸は肌を弱酸性に保って悪玉菌の増殖を抑えます。**さらに、表皮ブドウ球菌が産生する「抗菌ペプチド」という抗菌物質は悪玉菌である黄色ブドウ球菌の増殖を防ぎます。このようにして**表皮ブドウ球菌は肌の調子を整え、美肌作りに貢献しているの**です。

一方、「黄色ブドウ球菌」は皮膚の常在菌ですが、皮膚がアルカリ性に傾くと増殖して皮膚炎などを引き起こします。ブドウ球菌のなかでは病原性が高く、増え過ぎないようにすることが大切です。

また、**「アクネ桿菌」**は嫌気性のため、皮脂が多く酸素が少ない毛穴や皮脂腺に生息しています。ニキビの原因菌として知られていますが、**普段は皮脂から脂肪酸を産生して皮膚表面を弱酸性に保ち、病原菌の増殖を抑えるという有益な役割を担っています。**しかし、皮脂の分泌量が増えたり何らかの異常で毛穴が塞がれたりすると、異常増殖して炎症物質を作り出すことでニキビを発生させてしまうのです。

表皮ブドウ球菌、黄色ブドウ球菌、アクネ桿菌以外にも**たくさんの種類の菌が私たちの皮膚の上で絶妙なバランスを保ちながら共存**しています。ところが、ひとたびこのバランスが崩れるとバリア機能は崩壊し、皮膚は乾燥や紫外線にさらされ、病原菌の増殖によって炎症が起こるなどのトラブルに繋がってしまうのです。

頭皮フローラで大活躍。「艶髪の味方」表皮ブドウ球菌

皮膚の一部である頭皮にも**「頭皮フローラ（スカルプフローラ）」**と呼ばれる細菌叢が存在。頭皮の健康や髪の生育に重要な役割を果たしています。

頭皮は皮膚の中でも傷つきやすく乾燥しやすいことや、髪の生え替わりなどによって、**体内でもっとも新陳代謝が活発な部位**のひとつとなっています。そのため、皮脂腺の数も体内でもっとも多く、たくさんの皮脂を産生して大気や紫外線の影響から頭皮を保護して潤いを保ってくれています。ということは、皮脂や汗の分泌量が多く汚れやすい部位でもあるということです。

頭皮フローラの代表的な菌は、表皮ブドウ球菌、アクネ桿菌、コリネバクテリウムの3種類です。中でも「コリネバクテリウム」という菌が頭皮トラブルに関わって

いるという研究結果が発表されて話題となりました。

頭皮の善玉菌と悪玉菌のバランスが崩れてコリネバクテリウムが増殖すると、頭皮の慢性的な炎症を引き起こしますが、健康な頭皮では**善玉菌の表皮ブドウ球菌が産生する脂肪酸がコリネバクテリウムが増え過ぎるのを抑えてくれています。**さらに、**表皮ブドウ球菌が産生するグリセリンは頭皮を保護・保湿し、髪の毛に艶を与える**役割を担っています。

まさに表皮ブドウ球菌は艶髪の味方なのです。

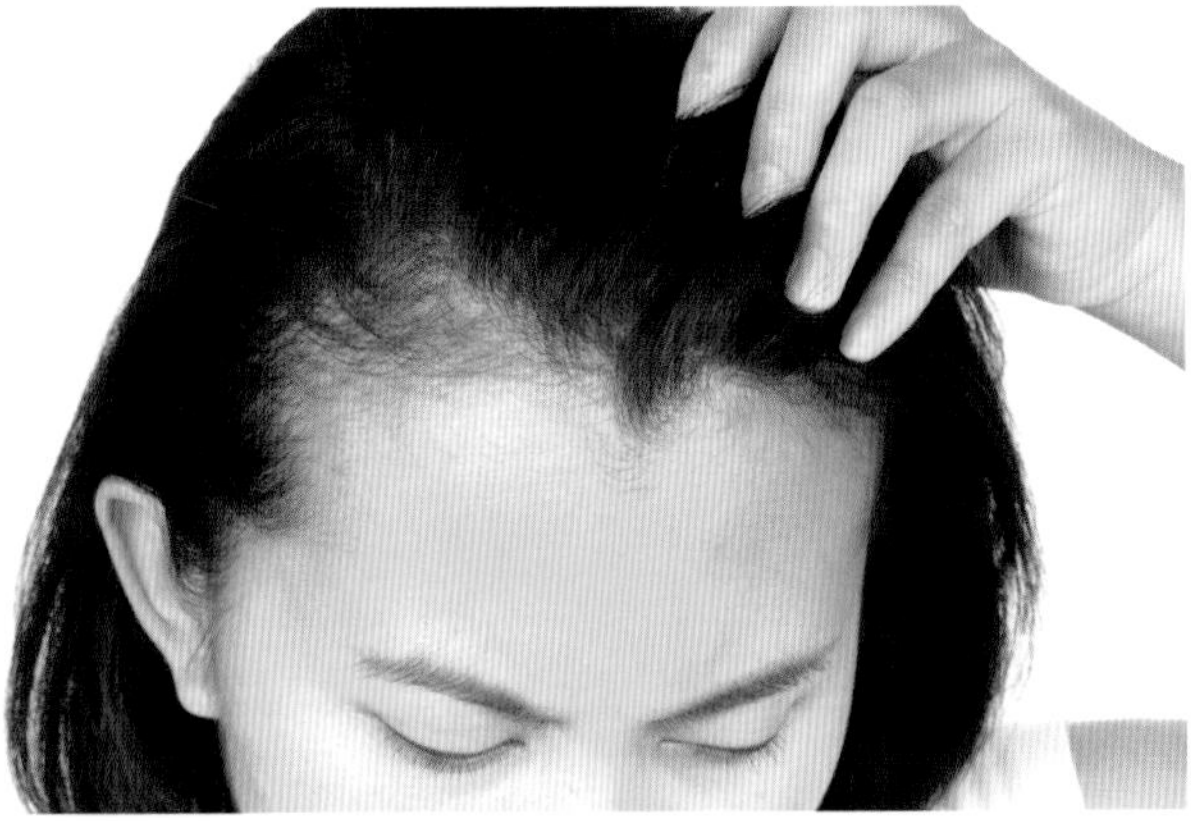

頭皮の臭いの元は頭皮フローラの乱れ

頭皮の臭いの発生源、それは頭皮の細菌です。

頭皮フローラには、多くの細菌たちが生息。表皮ブドウ球菌のように頭皮を保護して潤いを与える成分を産生する菌もいれば、炎症などのトラブルを引き起こす菌もいます。そして腸内細菌と同じように、善玉菌と悪玉菌、日和見菌が共存しています。

このうち悪玉菌はタンパク質やアミノ酸を好み、それらをエサにして代謝する結果、臭いの元となる成分を作り出します。腸内の悪玉菌の働きと同じです。頭皮の細菌は頭皮で分泌された皮脂や汗、垢となった角質などをエサにします。**臭いの原因と言われる酸化した皮脂も悪玉菌が好むエサとなり、悪玉菌が増える要因**となります。

また悪玉菌は弱アルカリ性を、善玉菌は弱酸性を好みます。善玉菌が作り出す成分による弱酸性の環境下では悪玉菌の増殖が抑えられますが、**善玉菌の働きが弱まって悪玉菌が優勢になると、悪玉菌の代謝によって臭いの元が排出される**のです。

第 6 章

腸内フローラがわたしたちの行動を支配する

腸の汚れが「活性酸素」を過剰発生させる

腸の話に戻りましょう。

腸内を汚してしまう要因は、加齢、偏った食事（高糖質・高脂質など）、食品添加物などに含まれる化学物質、薬品、精神的・肉体的ストレス、疲労、睡眠不足、運動不足、喫煙と枚挙にいとまがありません。

では、これらの要件はどのように腸を汚してしまうのでしょうか。

たとえば、**食物繊維が少なく高タンパク・高脂質の肉類ばかりの食事です。**それらは消化されにくいため、**未消化物が腸内で滞留・腐敗してしまい、腸の汚れを招きます。**

また、精神的なストレスは胃腸の働きを低下させ、こちらもまた未消化物が腸内で滞留・腐敗することにつながります。さらに、**睡眠不足も消化物を運ぶ腸の蠕動《ぜんどう》運動を鈍らせ、**腸内に老廃物が滞留してしまいます。

腸内に溜まった老廃物は悪玉菌の恰好《かっこう》のエサとなり、悪玉菌がどんどん増殖します。

このようにして、腸の汚れによって善玉菌と悪玉菌のバランスが崩れ、腸内フローラが乱れてしまうのです。腸内フローラのバランスが乱れた状態、つまり腸内フローラの細菌構成の変化や異常を、専門的な言葉で「ディスバイオーシス」と呼びます。

悪玉菌が毒素を作り出すことは第４章でご説明しましたが、悪玉菌が増えることでもうひとつの厄介な物質をもたらします。それが**「活性酸素」**です。

腸内の汚れが悪玉菌を増やし、悪玉菌が増えることでさらに活性酸素の発生が促されます。こうして起こる活性酸素の過剰発生こそが、老化や病気を招く真犯人です。

活性酸素がどのようなものか、次項で詳しくみていきましょう。

「活性酸素」が老化や病気を招く

腸内フローラの乱れ、すなわち悪玉菌が増えることで発生する「活性酸素」についてみていきましょう。

活性酸素という言葉が近年一般的に使われるようになりましたが、いったいそれはどのような物質なのでしょうか。

私たちは呼吸によって酸素を取り込みエネルギーを生産するという「代謝」を行っていますが、**取り込んだ酸素の2〜3%が活性酸素に変換されます。**活性酸素は酸素が「電子」を失って不安定になったもので、他の物質から電子を奪い取って安定しようとする**「酸化力」（錆びさせる力）が非常に強い**という特徴があります。

活性酸素は本来、その強力な酸化力によってウイルスや細菌から私たちの体を守ってくれる物質ですが、**過剰に発生してしまうとその一部が細胞を酸化して傷つけてしま**

います。これが老化や病気を招くのです。

現代に生きる私たちの体内では、暴飲・暴食、飲酒、喫煙、食品添加物、ストレス、化学物質、電磁波などの代謝以外の要因によって活性酸素が過剰に発生しています。

本来私たちの体は、**活性酸素を抑える物質（抗酸化物質）を作り出す力**を持っています。しかし、その力が及ばないほど**過剰に活性酸素が発生している**こと、それが問題なのです。

体内で活性酸素が発生する要因

食品添加物、保存料、医薬品、残留農薬
化学物質、アルコール、タバコ、紫外線
大気汚染、放射能、電磁波、便秘、細菌
ウイルス、激しい運動、過労、ストレス

代表的な活性酸素としては「スーパーオキサイド」、「過酸化水素」、「一重項酸素」、「ヒドロキシラジカル」などがありますが、なかでも**ヒドロキシラジカル**は活性酸素の中でも**もっとも不安定で反応性が強く、周囲のものを手当たり次第に酸化してしまいます。**

活性酸素の種類

スーパーオキサイド：ミトコンドリア内で発生する活性酸素。体内に侵入したウイルスや細菌を殺傷するために、白血球のうちの好中球やマクロファージから産生される。

過酸化水素：生体内でのエネルギー代謝の過程で発生する活性酸素の一種。脂肪酸や生体膜、ＤＮＡ等を酸化損傷する。酸素を放出してヒドロキシラジカルを生成しやすい。

一重項酸素：紫外線を浴びることにより発生する活性酸素。強い酸化力を持つ。

ヒドロキシラジカル：活性酸素の中でもっとも反応性が高く、もっとも酸化力が強い。糖質、脂質、タンパク質などあらゆる物質と反応する。強力な酸化力で細胞内の遺伝子を傷つける。

　腸内で過剰に発生する活性酸素によって細胞や細胞内の遺伝子までもが傷つけられ、これが老化につながります。また一方で、腸内に取り込まれた成分や物質も活性酸素による酸化で変質します。取り込む細胞側のダメージと、取り込まれる側の成分や物質の変質、これらが免疫機能の混乱を招くのです。そして免疫機能の混乱が、さまざまな病気を引き起こしてしまうのです。

食品に含まれる化学物質が腸を脅《おびや》かす

腸の本来の機能を狂わせてしまう物質についてみていきましょう。

そのひとつが、食品などに含まれる**化学物質**です。天然の食べ物であれば、腸や腸内細菌が分解して速やかに吸収されるのですが、**加工食品などに含まれる化学物質は異物と判断されるため吸収されにくい**のです。それらは**腸内に長く留まり、化学反応によって毒素が発生**します。この毒素が**腸内フローラのバランスを崩して悪玉菌を増殖させたり、腸の機能の妨げになったりする**わけです。

それだけではありません。異物であるこれらの化学物質は、吸収されるべき栄養素と似た形を装ったり、腸壁をこじ開けたりして、体内に侵入してしまいます。そして、腸が栄養素などを体内に吸収する際の、腸管に取り込んでよい成分かどうかの判断を狂わせてしまうのです。その結果、誤って取り込まれた異物に対する拒絶反応を起こしたり、害のない栄養素を排除の対象と勘違いして**食物アレルギーを引き起こす**などといった異常な反応が起こってしまうのです。

このように、除草剤や殺虫剤を使って育てられた野菜や加工食品や食品添加物などに含まれる化学物質は、腸と腸内フローラをかく乱し、免疫システムや神経伝達機構にも障害を及ぼしています。

さらに、このような**化学物質は腸内で活性酸素を過剰に発生させる原因**にもなっているのです。

あなたは、あなたの食べたものでできている

ここで、私たちが普段食べているものについて考えてみましょう。

私たちは自分で食べた物でできています。そして、私たちが食べた野菜はその野菜が育った土壌の成分からできており、私たちが食べた肉や魚はその肉や魚が食べたエサでできています。

あなたは、自分が何を食べているかをご存知でしょうか。普段食べている食品に何が含まれているか、意識されたことはありますか。

以前、ハムやソーセージに使用されている亜硝酸塩に発がん性があると発表されて問題になりました。この一件以来、食品の成分表示を気にする方も増えたのではないでしょうか。しかし、その前にハムやソーセージに加工された食肉の家畜は何を食べていたのでしょうか。**成長ホルモン**を大量に投与され、病気にならないように**抗生物質**を与

えられた食肉が加工されて流通に乗り、店頭に並んでいることをご存知でしたか？

野菜や穀物、果物も同様です。虫に強く見栄えの良い商品を作るために**遺伝子組み換え**が行われるようになりました。輸入穀物や果物は、運搬中に虫がつかないよう**大量の薬剤**を散布されて運ばれます。そうした薬品まみれの穀物は食肉となる家畜たちのエサにもなるのです。

無農薬や減農薬、オーガニックという言葉が一般的となり、そこに意識を向ける消費者も生産者も増えてきましたが、私たちの食事から化学物質や薬品を完全に除外することは不可能に近いと言わざるを得ません。とはいえ、**できる限り遺伝子組み換えや農薬を使った食品を摂らないように心がけることは可能です。**自分たちが口にする食べ物の選択に、もう少し意識を向ける必要があるのではないでしょうか。

その健康情報は本当に正しい？

興味深い研究結果があります。**「健康に良いとされる食べ物」が実は体の不調や病気をもたらしている**とある医師が発表して注目されました。

「グルテンフリー」という言葉を聞いたことがおありでしょうか？グルテンは小麦やライ麦に含まれるタンパク質で、パンやパスタ、うどん、焼き菓子など身近なものに含まれています。このグルテンに対して耐性がない（グルテン不耐症）、もしくは過敏（グルテン過敏症）である場合、小腸の粘膜の細胞間がゆるんでグルテンが体内に入り込み、炎症などを起こしてしまいます。このことから、グルテンを含まない食事を提唱するグルテンフリーが広まっていきました。

しかし、このグルテンは氷山の一角にすぎないというのです。植物が作り出す**「レクチン」というタンパク質がさまざまな病気の原因**であり、グルテンは数千種類もあるレクチンのなかの一種でしかない。そして、レクチンは小麦を中心とした穀物に含まれ、とくに全粒粉や玄米に多いというのです。健康に良かれと思ってあえて選んでいた全粒粉のパンや玄米が、じわじわと体を蝕んでいたのです。どうしてヒトの体に対して毒となるレクチンのような物質ができてしまったのか、それは植物の防御機能によるものでした。

植物には動物に食べられることで種を移動させて生殖地を広げるものと、そうでないものとがあります。動物に食べられることを前提としていない植物は、逆に動物に食べられないようにと毒性を発揮します。昆虫を含む動物が二度と食べようとしないように、生成した毒によって麻痺させたり病気にしたりするのです。これがヒトの体にも影響を与えているという訳です。これらの毒はアナフィラキシーのような急激な反応を起こさないため気付きにくく、長い時間をかけて免疫システムを混乱させ、体の機能を狂わせていくのです。

今までの常識がくつがえる研究結果が日々発表されている一例です。

腸内細菌たちが意思を持つ!?

腸内フローラを構成する細菌たちは、善玉菌、悪玉菌、日和見菌の3つに分類されます。**菌種にして2000種にもなる細菌たち**が、それぞれの集団でスペースを奪い合いながらひしめき合っています。

善玉菌も悪玉菌も私たちの体とはお互いに共存関係にあります。私たちの体は、食物の分解・消化を手助けしてもらう代わりに、細菌に安住の地を提供しています。そして、細菌たちも腸内の環境維持のために働きます。外部からの細菌やウィルスの侵入を防ぎ、私たちを保護してくれます。

腸内環境が整っていると、**セロトニンのような幸せホルモン**まで分泌して、私たちに幸福感を与えてくれさえする。このような友好的な関係を作れるのが善玉菌です。

しかし**悪玉菌が勢力を増すと、悪玉菌が好む食べ物を私たちに欲しがらせるような**

サインを出し、脳との連絡機構を使って悪玉菌が増えるような脂っこい食事を摂るように私たちに行動させるのです。

善玉や悪玉という呼び方は、ヒトを主体にした見方によるものです。私たちが都合良くグループ分けをしただけのこと。善玉菌も悪玉菌も日和見菌も、それぞれが生きるために、必死で陣地を取り合っています。自分たちの繁栄のために、時には化学物質を作り出し、腸管神経のネットワークをフル活用して縄張り争いをしているのです。

この時、**私たちの行動がコントロールされている**ことを忘れてはいけません。

わたしたちの行動をコントロールする腸内細菌

2019年2月、英科学誌「ネイチャー・マイクロバイオロジー」(Nature Microbiology)に『**腸内細菌は人の精神的な健康に影響を及ぼす可能性があり、うつ病に関連すると考えらえる**』という研究論文が発表されました。うつ病と一部の細菌との関連性が示唆されたのです。

腸と脳は迷走神経を通じてつながっています。微弱な電気信号によって腸から脳へメッセージが伝えられます。腸が今どんな状況なのかという以外に「緊張感」や「幸福感」、虫の知らせのような「直感」も腸が感知し、神経伝達によって脳に伝えられます。

情報を伝える「神経伝達物質」には、セロトニンやアドレナリン、ドーパミンなどのホルモンが含まれます。

これらのホルモンを産生しているのはヒトの細胞だけではありません。**腸内細菌も同様の物質を産生して迷走神経を刺激し、脳に情報を伝えています。**なぜ細菌がこのようなことをするのでしょうか。それは、細菌たちにメリットがあるからです。

たとえば、私たちが食べた食品に、ある腸内細菌の繁殖を助ける成分が含まれていたとします。この細菌はエサとなる成分によってさらに繁殖します。この時、細菌の代謝の過程で産生される物質は私たちに「幸福感」を与えます。すると私たちは、またその食品を食べたいと感じる。私たちは細菌が産生する物質によって、**細菌がエサにしたい成分を含む食品をまた食べたくなるようにコントロールされるのです。**こうして細菌たちはさらにエサを得て繁殖していきます。

あなたの意思や行動は、あなた自身が決めていると思っていませんか？実は**腸内細菌の働きかけがあなたの意思の多くを決定づけ、行動をコントロール**しているのです。

COLUMN

FODMAP《フォドマップ》「腸に良い食品」のジレンマ

「腸に良いから」「腸内の善玉菌を増やすため」という理由で食べているのに、まったく効果が感じられない。そればかりか、お腹がゆるくなったり、逆に便秘になってしまったり。そんな経験はないでしょうか。たとえば、ヨーグルトなどの乳製品、キムチや納豆などの発酵食品、キノコ類やゴボウ、豆類などです。

一般的に腸に良いと言われる食品が不調を招く場合があります。過敏性腸症候群（IBS）や小腸内細菌増殖症（SIBO《シーボ》）を発症している場合、FODMAPと呼ばれる糖質が原因となってお腹の不調を起こしている可能性があります。

FODMAPとは、発酵性（F）のある4種類の糖の総称です。「オリゴ糖（O）」「二糖類（D）」「単糖類（M）」And「ポリオール（P）」これらの頭文字をとってFODMAPと呼ばれます。

オリゴ糖：レンズ豆、ひよこ豆（ガラクトオリゴ糖）
小麦、玉ねぎ（フルクタン）
二糖類：牛乳、ヨーグルト（乳糖＝ラクトース）
単糖類：果物、ハチミツ（果糖＝フルクトース）
ポリオール：マッシュルーム、人工甘味料（ソルビトール/マンニトール）

これらの糖は小腸で吸収されにくいため、小腸内の糖の濃度が高くなります。すると、糖の濃度を一定に保つために水分が小腸内に引き込まれ、腸の蠕動《ぜんどう》運動は過剰となり、下痢や腹痛を引き起こします。また、小腸で吸収されずに大腸に届いたFODMAPは悪玉菌のエサとなり、大量のガスを発生させます。この大量のガスが、お腹の張りや便秘の原因になる場合があります。

FODMAP食品のなかでも、避けた方がよいものと、食べても問題がないものは、人それぞれ異なります。自分に合う食品か合わない食品かは、自分の腸に聞くのが一番。そのためにも腸のお掃除を心掛けて、腸の変化を感じとれるようにしましょう。

COLUMN

SIBO《シーボ》　小腸で増えた細菌がお腹の不調を引き起こす

腸内フローラや腸の健康を話題にするとき、それは大腸のことが大部分を占めていました。一方、小腸についてはあまり注目されてこなかったのですが、近年「小腸内細菌増殖症（SIBO《シーボ》：Small Intestinal Bacterial Overgrowth）」という病気の存在が明らかとなり、衝撃を与えています。これは小腸内で細菌が増殖してしまう病気で、過敏性腸症候群（IBS）と診断された患者のうち 85%が SIBO だったという論文も発表されました。

正常な状態では小腸内の細菌は約１万個。大腸内の 100 兆個に比べるとわずかな数です。それが、小腸の運動低下などさまざまな要因で小腸内に細菌が入り込み、正常な数の 10 倍にまで大増殖してしまうのが SIBO です。

本来ガスに耐えるような構造を持たない小腸で細菌が大量のガスを発生すると、粘膜がダメージを受けて炎症などを引き起こしてしまいます。そして、お腹の張りや痛み、下痢や便秘などが起こります。

SIBO にかかると、発酵性の糖類「FODMAP」を摂ることで、症状を悪化させてしまう場合があるので注意が必要です。人によっては、一般的な健康法や腸活法を取り入れることが、かえって体の不調に悩まされることにつながるケースもあるのです。

第7章

腸のお掃除で艶髪・艶肌を手に入れる

「汚れを出す」ことが腸の機能を高める

ここから、本書のメインである「腸のお掃除」の方法についてご説明しましょう。

腸のお掃除をする目的な何か。それは、**腸を整えて本来の機能を正常に働かせることです。そして、その方法は①汚れを外に出す、②汚れの元を入れない**の二つです。

私たちの食習慣はたった数十年のあいだに大きな変化を遂げました。技術の進歩や市場の拡大によって私たちの口に入る食品は大きく変わってしまいました。その結果、腸の汚れの元となる**高タンパク・高糖質の食事**や化学物質を知らず知らずのうちに口にしています。腸内では悪玉菌がはびこり、大量の活性酸素が発生してしまっています。

体内に溜まった有害物質や老廃物は、その75%が便、20%が尿、3%が汗、2%が爪や髪から排出されると言われ、いかに腸が重要な排泄器官であるかが分かります。

便として排泄されるのは食べカスだと思われがちですが、実はその大半が役目を終

えて腸壁から剥がれ落ちた腸粘膜（細胞）および腸内細菌とその死骸です。それほど**私たちの腸内では細胞や細菌が入れ替わりを繰り返しているの**です。この入れ替わりがスムーズでないと、腸内は汚れた状態のままです。

腸の排泄機能を最大限に活用して、有害な物質や役目を終えた細胞と細菌を体の外に排出する・・この**「腸のお掃除」が腸本来の機能（栄養吸収、免疫機能、自立神経機能、ホルモン活性化など）を正常に働かせる**ことにつながるのです

腸の本来の機能を正常に働かせることは、体全体の細胞が元気になって本来の機能を回復することへの第一歩です。そして、その先に**艶髪・艶肌を取り戻す**ことが可能となるのです。

「食べ過ぎ」が腸を汚し、薄毛や白髪に

「便を出す」ということを考える時、私たちは食べ物に意識を向けがちですが、実はもっと大切なことがあります。それは腸の運動です。**排泄という機能は、腸と脳の連携によってコントロールされています。**

食べた物は胃で分解され、小腸で消化・吸収された後、大腸で水分が吸収されて便となります。胃に食べ物が入ると、胃から脳に信号を出して大腸の運動を開始。大腸が蠕動《ぜんどう》することによって便は肛門に向かって移動します。便が大腸の終末部に近づいてくると、脳からの信号によって便は肛門付近へと移動が促されて排泄が行われます。この神経伝達の仕組みが「胃結腸反射」と言われる働きです。この働きによって便を排出することができるのです。

この**神経伝達を鈍らせるのが「食べ過ぎ（過食）」**です。次から次へと送り込まれる

食べ物によって胃は信号を出し続け、そのため大腸も絶えず働き続けることになります。大腸の働きによって水分が必要以上に吸収されると便の動きは遅くなり、大腸内での滞留時間が長くなってしまいます。一方で、食べ過ぎによって胃での消化に時間がかかり胃内の滞留時間が長くなると、**胃腸の働きが低下して消化不良が起こります。**そして、未消化のまま大腸に送られてしまうのです。

このように過食によって胃と腸は疲弊し、未消化物が大腸内に滞留することになります。すると、**大腸では悪玉菌が増殖し、活性酸素や毒素を過剰に発生させて腸の汚れを招く**のです。そして、これまでにご説明したとおり、この習慣が薄毛や白髪を加速させてしまうのです。

「健康のために〇〇を食べる」「〇〇という栄養素をたくさん摂る」など、不足を補おうとする前に、**まずは摂り過ぎているものを手放すことこそが大切です。**あれもこれもと増やすのではなく、削ぎ落としてシンプルにすることを意識してみましょう。

これが**「引き算の健康法」**の考え方です。

まっ先に控えるべきもの、それは加工食品

食べる物を選ぶことも重要です。過剰な糖質やタンパク質、酸化した油、これらは消化不良の原因となり、腸の汚れを招きます。**食べ過ぎだと感じていなくても、知らないうちに過剰に摂取している場合がある**ので注意が必要なのです。

ここで、あなたに質問です。あなたが使っているお醤油は本当にお醤油ですか？あなたが使っているみりんは醸造された本物のみりんでしょうか？みりん風味ではありませんか？

お醤油もお味噌もみりんも、もともとは醸造という過程を経て作られる、腸に良い微生物をたくさん含んだ発酵食品です。自然環境の中で十分な時間をかけることで、微生物や植物由来の酵素によって原料中のタンパク質はアミノ酸に、デンプン質は糖類に分解されます。このアミノ酸や糖類がまろやかな旨みになるのです。

一方で、安価な原材料を使い、短い期間で製造可能な○○風加工食品がたくさん売られています。味を良くするためや長期間の保存に耐えられるように、さまざまな添加物が加えられており、原材料表示欄には聞いたこともない成分名も数多く名を連ねています。

人は甘味を美味しいと感じるものです。「甘くて美味しいお肉」とか、「甘味があって美味しいごはん」などという表現をしますよね？　そう、甘味のあるものは美味しく感じるのです。これを逆手にとって、アミノ酸の旨みを糖で代用している商品が多く出廻っています。本来ならば、原料のタンパク質が分解されてできるはずのアミノ酸を、手っ取り早く糖で置き換えてしまう。**このとき添加される糖は精製加工された糖や人工甘味料などで、ほとんどの場合が天然ものではありません。**これはお醤油やお味噌、みりんなどの調味料に限らず、多くの食品にいえる話です。

現代の食事は加工食品だらけになってしまいました。**糖質やタンパク質、酸化した油、化学物質を摂り過ぎないためには、加工食品を控えること**がもっとも効果的だと言えます。

艶髪・艶肌を作る「美腸フード」

腸の環境には、普段食べているものが大きく影響します。普段食べている物によって、腸がキレイな状態を維持できるか汚れてしまうかが決まります。少し難しいようですが、ポイントを押さえていれば大丈夫です。**腸のお掃除を手助けし、代謝を促して艶髪・艶肌を作る「三大美腸フード」**をご紹介しましょう。それは、**食物繊維、ミネラル、質の良い脂肪**の三つです。

まず一つ目は**食物繊維**です。食物繊維は水に溶ける水溶性と、水に溶けない不溶性に分類されます。水溶性の食物繊維は**糖質の吸収を緩やかにして血糖値の上昇を抑えます**。また、**コレステロールの吸収を抑える働き**も確認されています。一方、不溶性の食物繊維は**大腸の蠕動《ぜんどう》運動を盛んにして便の排出を促し、有害物質が吸収されるのを防ぐ**働きがあります。タンパク質食品の量の2～3倍の野菜やキノコ類を摂りましょう。

二つ目は**カルシウムをはじめとするミネラル**です。**糖や脂肪からエネルギーを産生する時や、神経線維を通じて信号を送る時、細胞の代謝などにミネラルの存在が不可欠**です。また、体内で作られる抗酸化物質は反応の過程で必ずミネラルを使用します。ミネラルがなければ抗酸化物質はその効果を発揮することができませんが、**ミネラルは体内で産生することができません。**ですから、**食事から摂るしかない**のです。お勧めは海藻です。ワカメや昆布、ひじきなどを積極的に摂りましょう。

そして、三つ目は**質の良い脂肪**です。**脂肪は細胞膜を構成する大切な栄養素**です。血管を柔らかく保ったり、体を動かすエネルギー源としても重要です。大切なのはどんな脂肪を摂るか。バター、パーム油、牛脂などの飽和脂肪酸の摂り過ぎは肥満や動脈硬化を引き起こすため、注意しましょう。**不飽和脂肪酸の中でもオメガ３が多く含まれた脂肪を摂りましょう。**ＥＰＡやＤＨＡを多く含む青魚、亜麻仁油やえごま油。加熱用には熱に強いアボカドオイルもお勧めです。ポイントは天然のものを選ぶことです。

COLUMN

艶髪・艶肌を作るおすすめ「美腸フード」

天然のものを選ぼう！

● **野菜：食物繊維、ミネラル**

レタス
キャベツ
ブロッコリー
アボカド
サツマイモ
かぶ
こんにゃく

（サツマイモ・かぶ・こんにゃく）レジスタントスターチ

※レジスタントスターチとは、ヒトの酵素で消化吸収されにくい食物成分のこと。食物繊維と同様に血糖値の上昇を防ぐ効果があります。

● **キノコ類：食物繊維**

● **海藻類：ミネラル、食物繊維**

● **魚介類：質の良い脂肪（オメガ3脂肪酸 など）**

イワシ
アジ
サバ
サーモン

● **オメガ3脂肪酸を含んだ植物油：質の良い脂肪**

亜麻仁油
えごま油
チアシードオイル

（亜麻仁油・えごま油・チアシードオイル）加熱せずに生で食べる

アボカドオイル
ココナッツオイル

（アボカドオイル・ココナッツオイル）加熱してもOK

※植物油は酸化を防ぐための色のついたガラス瓶入りのものを選びましょう。

ファスティングで若返る

腸のお掃除の方法は、**汚れを外に出す**、そして**汚れの元を入れない**という「引き算の健康法」に基づいていて、**その代表が「ファスティング（断食）」**です。

「断食」というと宗教上の儀式として行われるイメージがありますが、現代においては治療を目的とした医療行為としても認識され、「ファスティング」という言葉とともに健康や美容に意識の高い人々の間に浸透してきました。さらに近年、一定期間食べ物を摂取しないことで得られる生体への好影響が解明されたことで、ファスティングは広く知れ渡り、その効果に期待が寄せられています。

このファスティングを活用して、一定期間胃と腸を空にして休めることで、脳との神経伝達が正常に働くようになり、自律神経が整ってきます。**自律神経が整うと腸の蠕動《ぜんどう》運動が適切に働き、汚れを外に出すという排泄の機能がスムーズになります。**消化のために必要以上に使われていた消化酵素に変わって、代謝を助ける酵素やホルモンが産生されるようになります。代謝が活発になると**腸内の細胞の入れ替わりも促されて、腸のお掃除を助ける**のです。

一方、ファスティングを終えた後もその効果を維持するためには、食べる物や食べ方が重要になります。整った腸の働きを継続するためには、**腸を休めるための空腹状態を作ることが大切**です。時間が来たからと無理に食べるのではなく、しっかり空腹を感じてから食べるのです。

ただ空腹状態を経た後の食事は、血糖値の上昇に気をつける必要があります。この時、最初に**食物繊維、ミネラルそして質の良い脂肪を摂ることで、急激な血糖値の上昇を抑えることができます。**できるだけ天然のものをシンプルな調理法で食べるのがお勧めです。**加工食品を避けて、糖の過剰摂取を防ぐ**ことも有効でしょう。

腸の排泄機能を高めて汚れを外に出し、汚れの元を入れない食事を心掛ける。これを続けることで腸はキレイな状態を維持できます。ファスティングを活用すれば、より効率良く効果的に腸のお掃除を実行することができるでしょう。

さらに、**ファスティングには老化や病気を防ぐ効果がある**ことも分かってきました。ファスティングによって細胞が飢餓状態に陥ると、体内にある物質からエネルギーを作り出そうとします。この時に作動するのが**「オートファジー」**です。オートファジーとは、細胞内のタンパク質や細胞内小器官が分解され、その成分が細胞内で再利用されるというシステムで、**細胞が飢餓や低酸素の状態にさらされた時に活性化**します。この**オートファジーによって分解された細胞内のタンパク質は、新たなタンパク質の合成や細胞機能維持のためにリサイクルされます。これが老化や病気の予防につながる**のです。

何日も食事を抜くことは難しいかもしれませんが、朝昼の食事を抜く「1日1食ファスティング」ならば日常生活に取り入れやすいのではないでしょうか。

どの方法も、自己流で行わずに医療機関等でカウンセリングを受けて行うことをお勧めします。

睡眠が腸のお掃除を助ける

腸の蠕動《ぜんどう》運動には「自律神経」が深く関わっています。**自律神経は私たちの意思に関係なく自動的（自律的）に働く仕組み**で、さまざまな臓器や血管など全身に分布しています。

自律神経は「交感神経」と「副交感神経」に分類され、**交感神経は促進、副交感神経は抑制という形で、血圧や体温、呼吸、消化、代謝などをコントロール**しています。たとえば心臓の場合、交感神経が働くと心拍数が増え、副交感神経が働くと心拍数が減ります。腸の場合はというと、交感神経が働いている時には動きが減って活動が弱まり、反対に副交感神経が働いている時には活動が活発になります。

交感神経は起きている時に、副交感神経は寝ている時に働く神経です。交感神経は活動のための、副交感神経は回復のための神経で、そのバランスが重要になります。そして、バランスをとるのに必要なのが睡眠です。質の良い睡眠が交感神経優位から副交感神経優位の状態への切り替えをスムーズにして双方のバランスを整えるのです。

通常、夜は体を休め組織を修復・再生するために副交感神経が優位になりますが、緊張状態が続いていると交感神経が優位なままで、副交感神経への切り替えが上手く行われません。交感神経と副交感神経の切り替えは脳からの信号伝達によって行われますが、その信号伝達にはホルモンの働きが関係します。アドレナリンやノルアドレナリンなどです。これらの**ホルモン分泌には腸が関係しています。腸と脳や各臓器とのコミュニケーションによって必要なホルモンが必要な場所で分泌されるように、腸と腸内細菌が働くのです。**腸内フローラの乱れ（ディスバイオーシス）が自律神経のバランスの崩れに関係すると言われるのはこのためです。

質の良い睡眠と整った腸が自律神経のバランスを整え、緊張状態から副交感神経優位のリラックス状態へと切り替えてくれます。こうして副交感神経が優位になると腸の活動が促され、さらに腸の環境は整っていく、という相乗効果が全身の細胞や組織が正常に機能することにつながるのです。

COLUMN

便移植って何?

「ヤセ菌」「デブ菌」という言葉を耳にされたことはありますか。肥満に関わる腸内細菌をこう呼んだりするのです。こうした腸内細菌を変えることがダイエットの成功につながるという概念が広まりつつありますが、そんなことは可能なのでしょうか。

太ったラットの糞を痩せたラットに食べさせると痩せたラットは太り、その逆も同じで痩せたラットの糞は太ったラットを痩せさせます。つまり、腸内細菌が痩せたり太ったりをコントロールしていることが証明されたのです。1930年代には、重度のうつ病患者の腸内に心身が健康な人の糞便を送り込んだら、患者の気分が好転したという事実も確認されています。このような経緯から、腸内細菌を入れ替えて病気を治す「便移植療法」が一部で取り入れられるようになりました。

実際に治療として行われる便移植は、抗生剤を使い2週間ほどかけて、もともとの腸内細菌をいったん排除することから始まります。その後で、他人の理想的な腸内細菌を腸内に移植するのです。

しかし、このような移植を行っても、時間が経つと元の腸内フローラに戻ってしまうことが多いと言います。それほど腸内フローラに変化をもたらすのは難しいことなのです。

幼少期に定着し、長年かけて築き上げられた腸内フローラを、ある特定の食べ物によって変えようとすることは非常に難しいことなのです。

COLUMN

スッキリ感が大事！

「理想的な１日の便の回数は何回ですか?」とか、「何日間便通がないと便秘なのでしょうか?」という質問を受けることがあります。

健康的な腸の状態を見きわめるには、何を判断基準にすれば良いのでしょうか。

そのポイントは3つ。

1 お腹が張ったり、重苦しい感じがない
2 便がバナナ状で臭いがない、もしくは臭いが気にならない
3 排便後はスッキリしていて、出し切れていない感じがない（残便感がない）

お腹が張ったり、重苦しく感じたりするのは、腸内にガスが充満している証拠で、悪玉菌が優勢に活動していることを意味します。悪玉菌の代謝によって産生されるガスは、便の臭いにも影響します。便の臭いが気になるようならば、悪玉菌が優勢な状態だということです。一方、善玉菌が優勢になれば悪臭の元は減り、便の臭いも気にならなくなります。

便の硬さは大腸内を通過する時間の長さによります。大腸に留まる時間が長ければ、水分の吸収が進み便は固くなります。大腸をはじめとする消化管の通過時間には自律神経が関わっています。自律神経、つまり交感神経と副交感神経のバランスが崩れると、通過時間が長くなりすぎたり、数時間という短い時間で出てしまう、ということが起こります。交感神経と副交感神経の切り換えは腸がコントロールしています。腸が正常に働いているかどうかは、便の硬さにも現れるということです。

排便後にスッキリした感覚が得られず残便感を感じる場合には、腸の筋力の低下だけでなく、腸から脳への情報伝達が上手く働かないことが原因とも考えられます。

こうした上記３つのポイントをクリアしていれば、腸は健康だと言えるでしょう。

第8章

水素焼成サンゴ末で腸のお掃除

「水素焼成《すいそしょうせい》サンゴ末《まつ》」でかんたん腸のお掃除

「腸をキレイにする方法は分かったけど、なんだか面倒だな」なんて思っていませんか？　食事は毎日のこと。原材料の表示を見ながら買い物をして、吟味した素材を調理・・そんなことを毎日続けるのは簡単なことではありませんよね。外食を楽しみたい日もあるでしょうし、コンビニのお弁当で済まさなければならない日もあるでしょう。美味しそうなスイーツに、ついつい手をのばしてしまうことも。それでも、やはり艶髪も艶肌も諦めたくない。

「今すぐ手軽に、でもしっかりと腸のお掃除をしたい」

そんな願いを手助けしてくれるのが**「水素焼成サンゴ末（ピュアアッシュコーラル）」**。天然の化石サンゴに水素を蒸着させ、パウダー状に加工した食品です。

水素焼成サンゴ末に含まれる**サンゴの吸着力と水素の抗酸化力が、腸のお掃除を強力にサポート**してくれるのです。

そして、その**安全性が保たれている**ことも、医療や美容の専門家、多くの愛用者から支持される理由です。

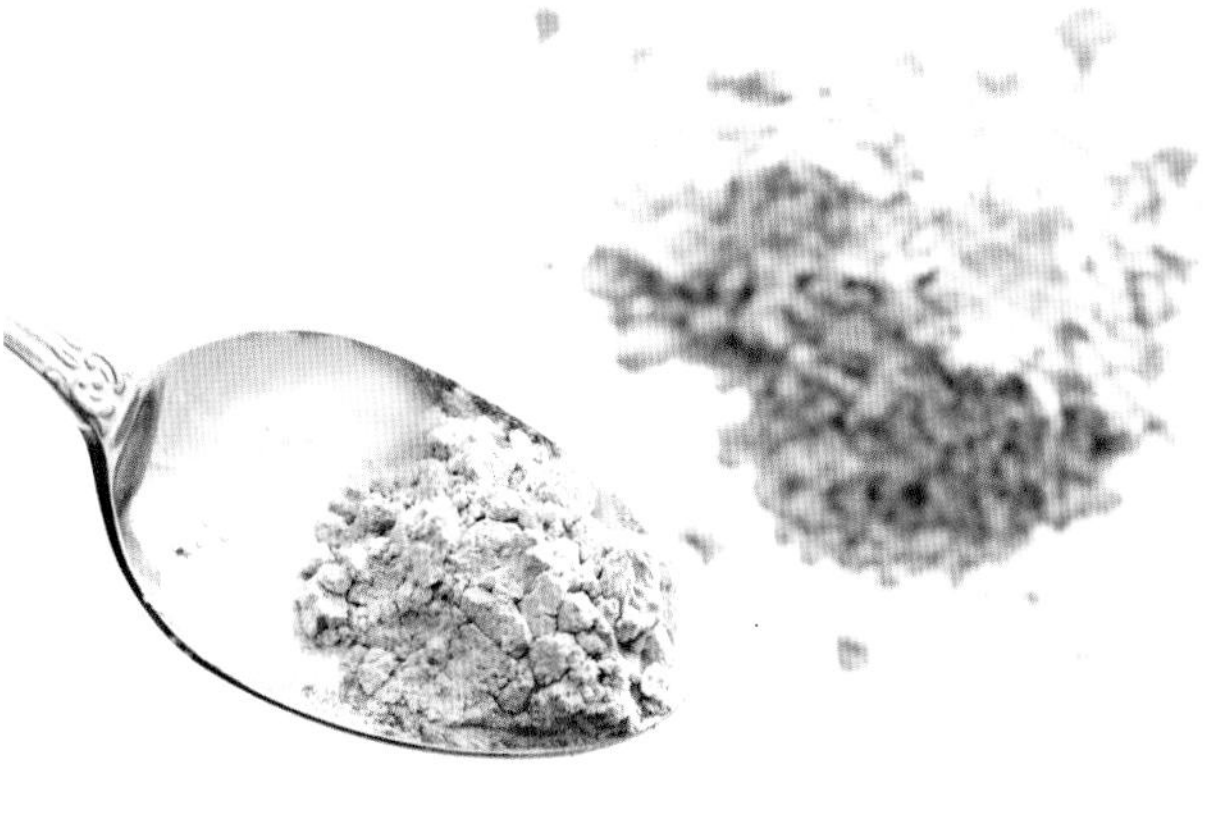

水素焼成サンゴ末

高い「安全性」と「機能」を備えた水素焼成サンゴ末

水素焼成サンゴ末は化石サンゴに水素を蒸着させるという特殊製法によって作られます。高温で焼く（焼成）工程を経てサンゴのミネラルと水素を結合させることができるのです。この製法によって水分のない状況ではとても安定し、水素が離れることはありません。つまり、**乾燥状態においては水素が離れて水素ガスが発生するようなことがないのです。**

一方、水分がある状況下ではこの結合が解けやすくなります。ここでポイントとなるのは「水素の電子を必要とする物質」が近くにあった場合に、結合が解けて水素の電子が移動することです。水素の電子を必要とする物質、それが活性酸素です。

活性酸素は非常に反応性が高い性質を持ちます。体内で発生するとすぐに、周囲の物質から電子を奪い取って安定しようとするのです。普段はその働きによって外から侵入したウイルスや細菌を退治してくれるのですが、その相手が体の細胞だった場合は、細胞の電子を奪って傷つけ劣化させてしまいます。ところが、ここで細胞よりも電子を離しやすい**水素焼成サンゴ末が登場すれば、活性酸素はサンゴ末の水素と反応して還元・無害化されます。**その結果、**細胞が損傷されるのを防いでくれる**のです。

さらに**水素焼成サンゴ末は腸まで届き、化石サンゴの多孔質構造が腸内の有害物質や未消化の消化物などを吸着して、体外に排出する**のを手助けします。そして、**水素が腸内で発生する活性酸素をどんどん無害化**してくれます。**活性酸素の異常発生の90%が腸内で起こっている**わけですから、水素焼成サンゴ末が腸で作用してくれることは意味が大きいといえます。

そんな水素焼成サンゴ末を摂取することで、サンゴの浄化力と水素の抗酸化力のダブルパワーによって、腸がどんどんキレイになっていくのです。

神秘のサンゴ、その浄化力

水素焼成サンゴ末には、南の島で採取される化石化したサンゴが使われています。サンゴは半永久の寿命を持つと言われ、その強い生命力から古代より幸運を呼び込むパワーストーンとしても用いられてきました。さらに、**重要なミネラル源**として食用にもされてきました。

化石サンゴの特徴は、**内部に微細な孔が無数にあいた「多孔質」と呼ばれる構造**を持っていることです。無数の孔によってその

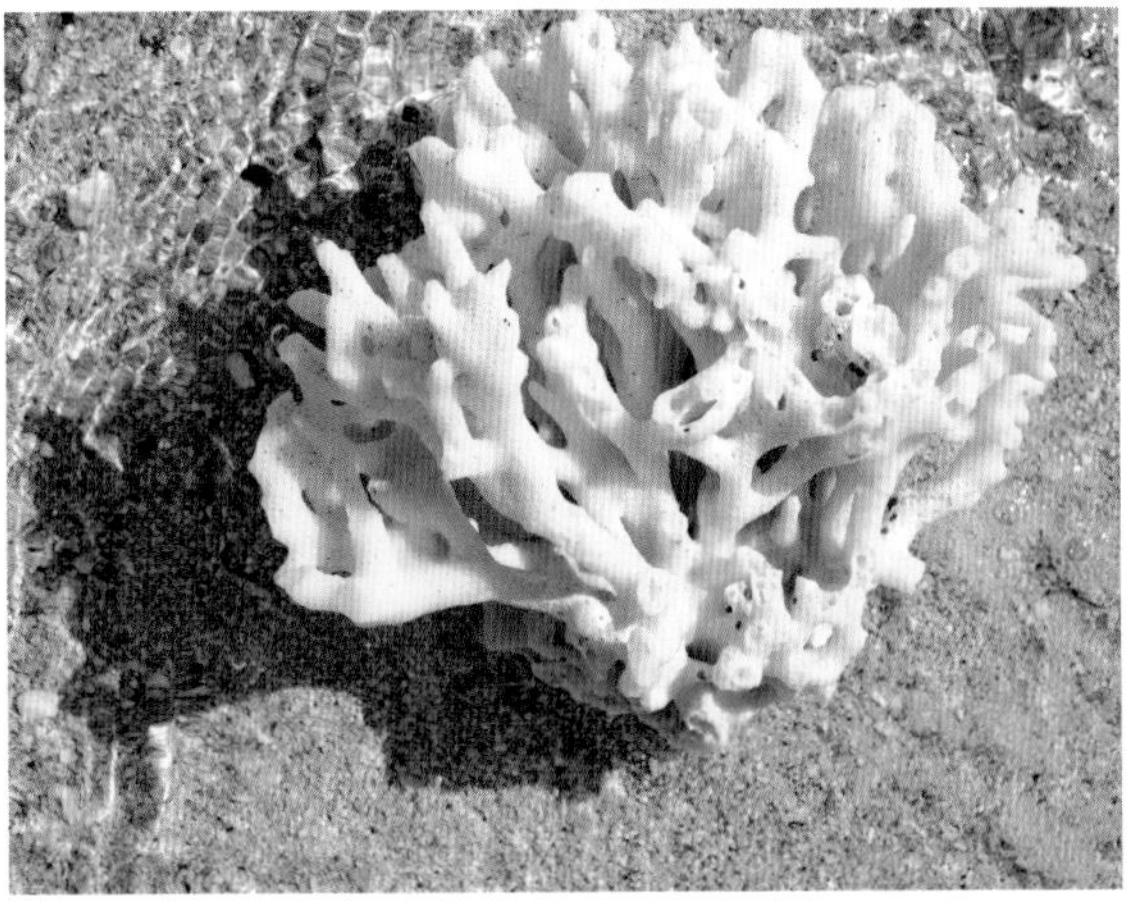

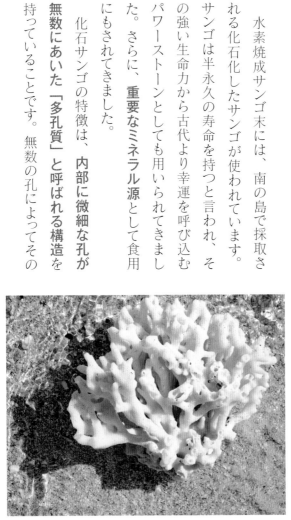

水素焼成サンゴ末の原材料である化石サンゴ

総表面積は、多孔質でない形状の場合に比べて１０００倍以上にもなります。これに比例して吸着力もけた違い。そんな**多孔質構造の優れた吸着力こそ、腸の汚れを取り除く決め手**なのです。

くわえて、水素焼成サンゴ末は、**成分分析によって有害な物質を含まない安全なものであることも証明されています。**

また、**長期間毎日摂取しても安全であることも臨床試験によって証明されています。**（参照：Ｐ１２８水素焼成サンゴ末の安全性）

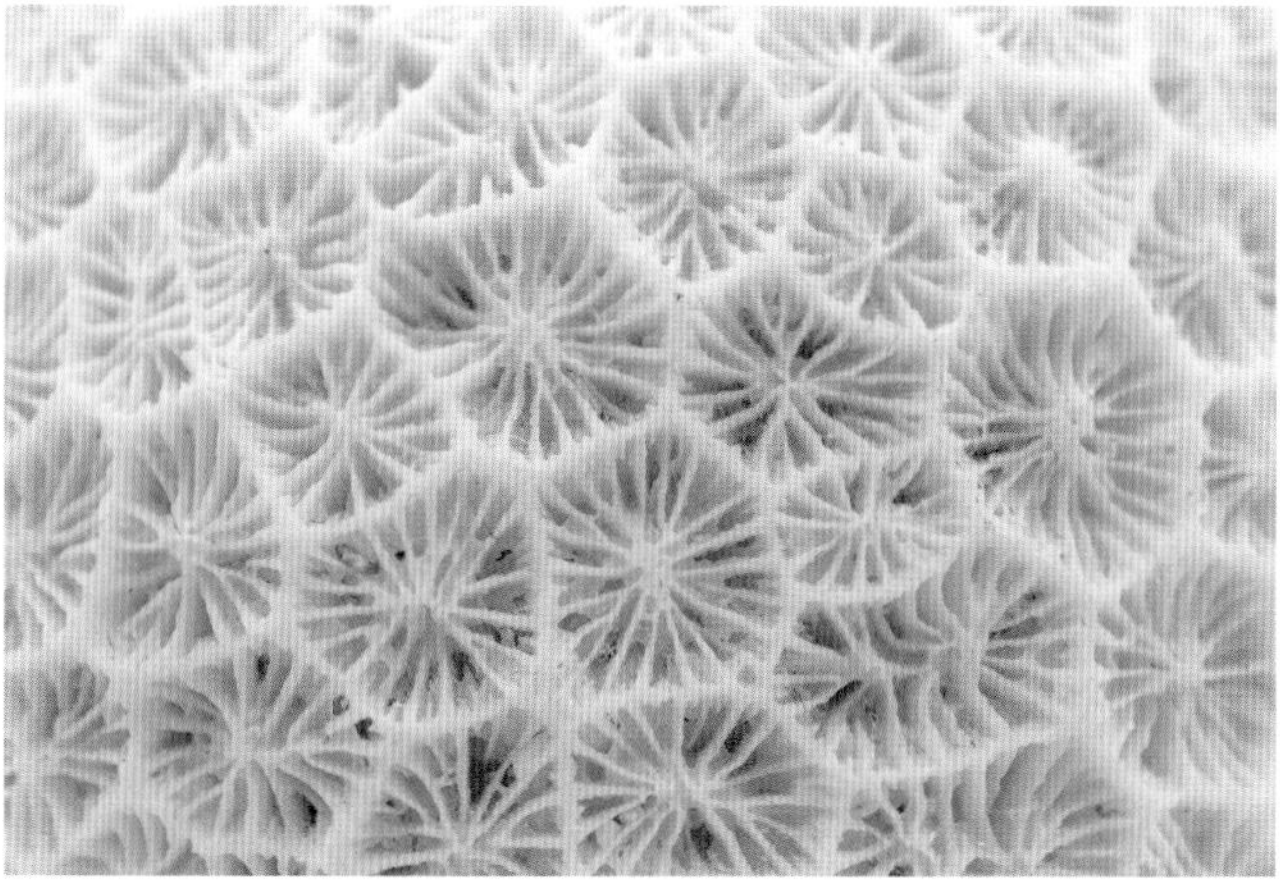

化石サンゴの多孔質構造

試験データ1

水素焼成サンゴ末の安全性

臨床試験により
長期摂取の安全性が証明されました

水素焼成サンゴ末の長期摂取の安全性を評価するヒト臨床試験を実施しました。31名の成人に6ヵ月間、1日2gの水素焼成サンゴ末を摂取してもらいました。その結果副作用が見られなかったこと、各種検査項目において異常な変動が見れられなかったことから、長期摂取の安全性が確認されました。

試験の概要

摂取期間	6ヵ月間
被験者数	31名（成人）
摂取量	通常量（摂取目安量の範囲内である1日2g）
検査項目	医師による問診（自覚症状及び他覚所見）、体重、体温、血圧、脈拍、血液検査、尿検査（8-OHdG、クレアチニン）、体調の変化のアンケート
検査時期	摂取開始1ヵ月後、3ヵ月後、6ヵ月後

倫理的配慮とプロトコルの公開：
(1) ヘルシンキ宣言に準拠した (2) 試験参加者に対して内容を十分説明し、試験参加への同意を書面にて取得した
(3) 試験実施前に、本試験の内容及び方法について、試験実施機関に設置する倫理委員会の承認を受けた
(4) プロトコルをUMIN-CTRに登録した（登録番号：UMIN000026913）

臨床試験受託機関：東京医科学研究所

科学的に証明された水素焼成サンゴ末の「抗酸化力」

水素焼成サンゴ末の抗酸化力を確かめるための科学的試験が行われ、優位なデータが得られています。

サンゴの無数の孔が作り出す広大な表層には大量の水素が蒸着しています。水中でサンゴとの結合が離れやすくなった水素は、電子を欲しがる物質が存在するとサンゴから離れた瞬間に原子となって結合。ヒドロキシラジカルのような反応性の高い活性酸素が細胞を標的にする前に、瞬時に結合することができます。

第三者機関によるヒドロキシラジカル消去能の試験結果から、その抗酸化力が本物であることが証明されました。さらに、同じ試験データによって水素焼成サンゴ末の**抗酸化力に長時間の持続力があることも確認されています。水素焼成サンゴ末を水に**

溶かして24時間経過した後でも、ヒドロキシラジカルを有意に消去することができたのです。（参照：P１３１水素焼成サンゴ末のヒドロキシラジカル消去能）

さらに、活性酸素に対する還元力（抗酸化力）を示す**「酸化還元電位」**の測定結果においても、その抗酸化力が確認されています。（参照：P１３２水素焼成サンゴ末の還元力）

実際に水素焼成サンゴ末を摂取した際に、その抗酸化力が体内でしっかりと働いていることも**臨床試験**によって確認されています。**6カ月間の水素焼成サンゴ末摂取の前後で、細胞内DNA酸化ダメージを表すマーカー「8－OHdG」**を**測定。摂取前に強度の酸化ダメージを示した10名において、摂取開始6カ月後にその平均値が大きく低下。**水素焼成サンゴ末が**体内でも抗酸化力を発揮できることが確認されている**のです。

（参照：P１３３水素焼成サンゴ末の生体内での抗酸化力）

試験データ２

水素焼成サンゴ末のヒドロキシラジカル消去能

電子スピン共鳴（ＥＳＲ）法による試験でヒドロキシラジカル消去能の長時間持続が確認された

電子スピン共鳴（ESR）法を用いて水素焼成サンゴ末の抗酸化能を測定しました。水素焼成サンゴ末を水に溶かして１時間および24時間経過した溶液を人工的に発生させたヒドロキシラジカルに添加して、それぞれのヒドロキシラジカル消去率を測定しました。その結果、溶解後１時間では13.07%、溶解後24時間でも10.37%と、ヒドロキシラジカルを長時間消去し続けることが確認されました。

ヒドロキシラジカル消去

電子スピン共鳴（ESR）法による試験

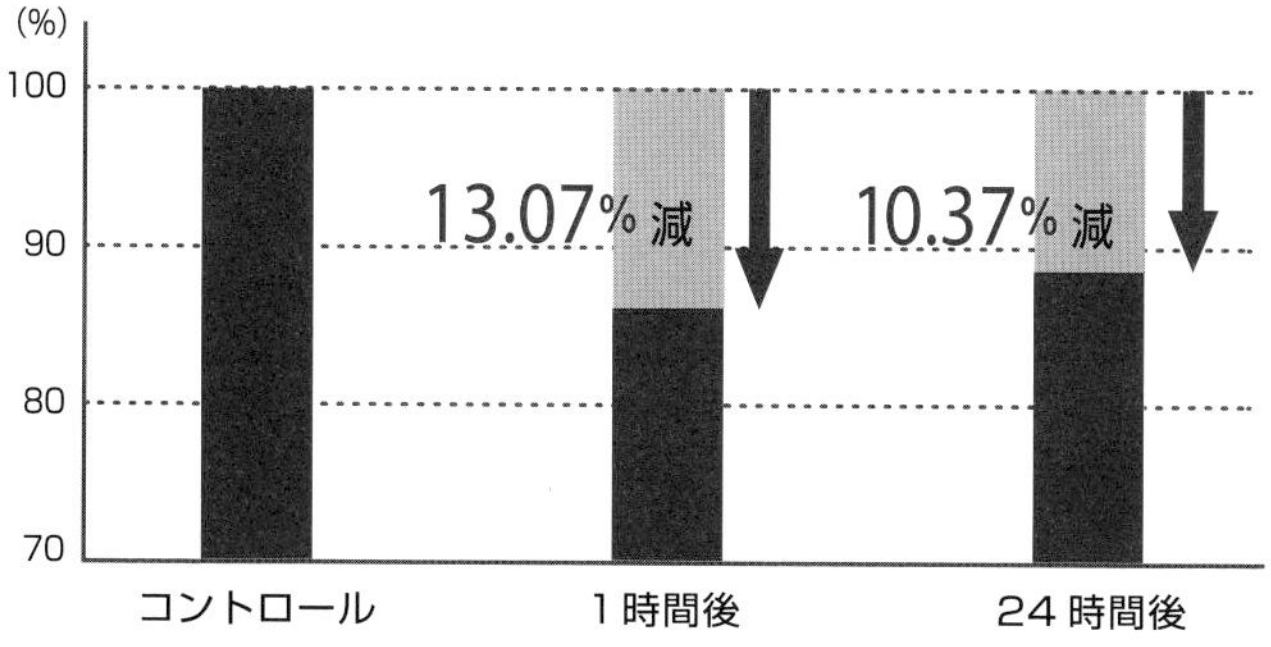

人工的に発生させたヒドロキシラジカルに水素焼成サンゴ末溶液を添加していない状態をコントロール 100%とする

測定機関：神奈川歯科大バイオベンチャー バイオラジカル研究所

試験データ3

水素焼成サンゴ末の還元力

酸化還元電位(ORP)測定によって認められた確かな還元力と持続力

活性酸素に対する還元力（電子を与えて安定化する力＝抗酸化力）を示す指標となる「酸化還元電位 (ORP)」を測定しました。電圧で示される数値が高いほど酸化傾向が強いことを表します。一般的に水道水の電位は＋500～600mVと酸化傾向を示します。この水道水に水素焼成サンゴ末を加えると5～10分のうちに電位は−200mV以下まで下がり、36 時間経過後もマイナスの電位を保っていました。

酸化還元電位の推移

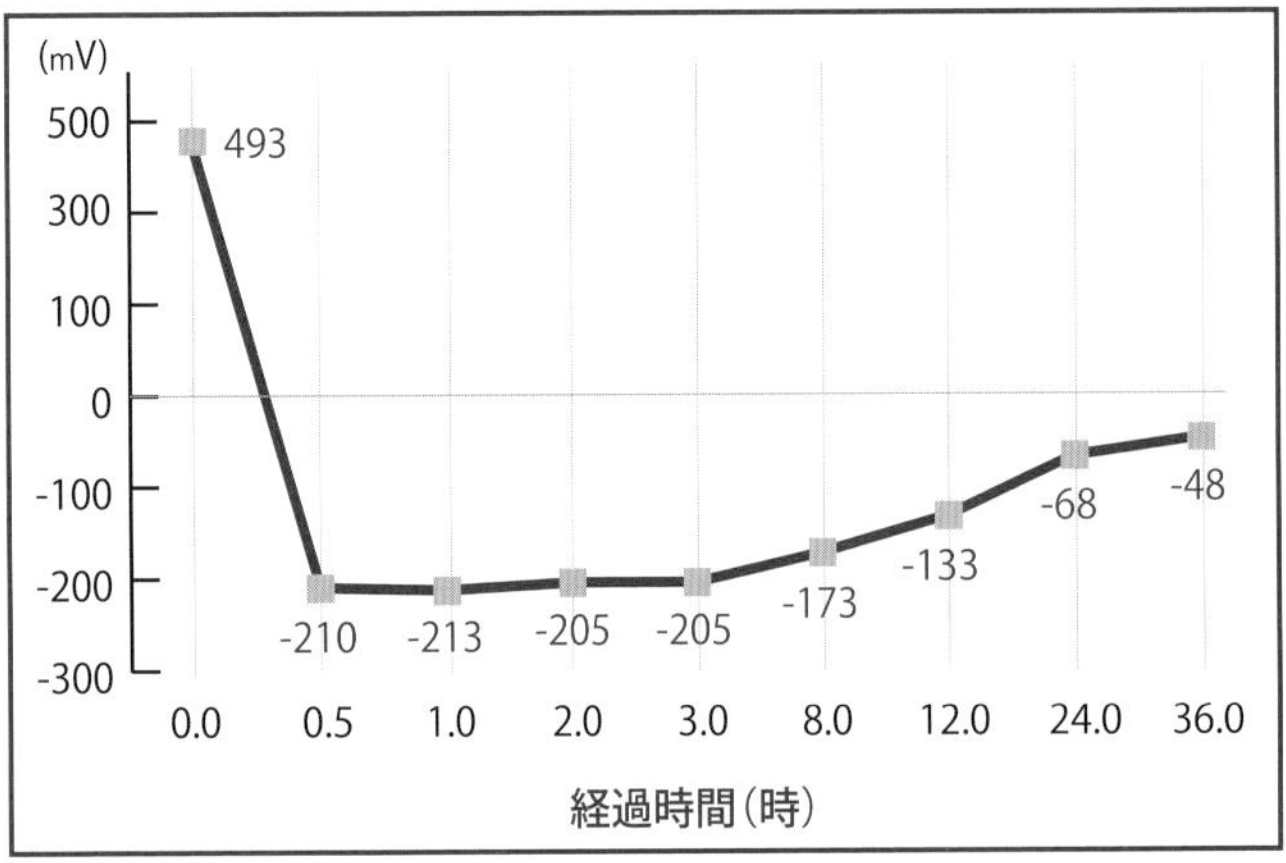

試験データ４

水素焼成サンゴ末の生体内での抗酸化力

臨床試験において、細胞内ＤＮＡの酸化ダメージ低減効果が認められた

31名の成人を対象に臨床試験を行いました。被験者は6ヵ月間、１日2gの水素焼成サンゴ末を摂取。細胞内ＤＮＡ酸化ダメージマーカーである尿中8-OHdG（クレアチニン比）を測定し、摂取前と摂取後の値を比較しました。8-OHdGの値が高いほど細胞の酸化ダメージが強いことを示します。結果、摂取開始前に同値が20ng/mgCRE以上（強度の酸化ダメージ）だった10名において、摂取開始６ヵ月後にその平均値が低下しました。

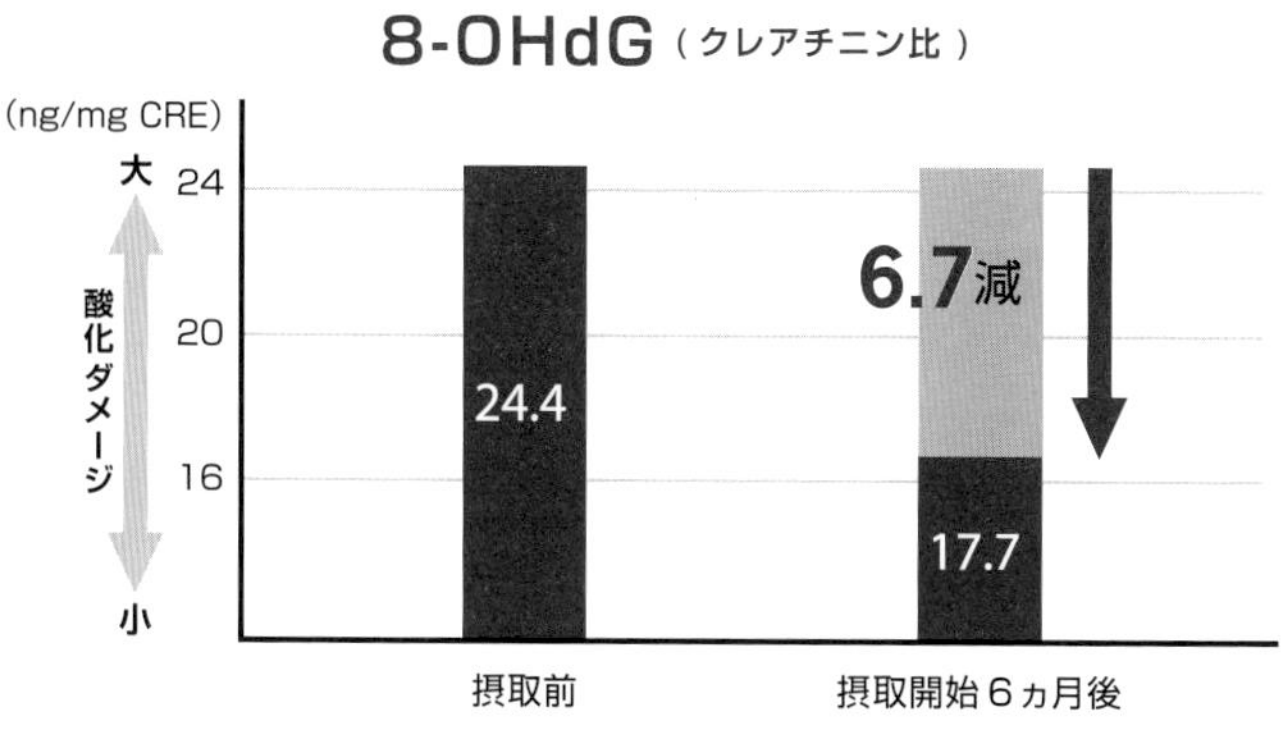

臨床試験受託機関：東京医科学研究所

倫理的配慮とプロトコルの公開：
(1) ヘルシンキ宣言に準拠した (2) 試験参加者に対して内容を十分説明し、試験参加への同意を書面にて取得した
(3) 試験実施前に、本試験の内容及び方法について、試験実施機関に設置する倫理委員会の承認を受けた
(4) プロトコルを UMIN-CTR に登録した（登録番号：UMIN000026913）

2週間で「便秘改善」「睡眠改善」など体調の変化が

31名のモニター被検者に水素焼成サンゴ末を2週間摂取してもらい、体調の変化についてアンケートを実施しました。その結果、表のような回答が得られました。**被検者の約3分の1が便通の改善や疲労の改善、睡眠の改善を感じた**と報告しました。驚くのは**58％もの被検者が「朝すっきり起きられる」という寝起きの改善を報告**したことです。P26のように「腸内環境改善からへアケア」への修復プロセスの開始時点においてすでに、このように体調面で様々な良い変化を感じられる方が多いということが分かります。

調査データ

モニターによる臨床評価

「水素焼成サンゴ末」を摂取したモニターの評価

水素焼成サンゴ末を２週間摂取した感想の聴き取りを行ないました。

対象者31名中の回答数（複数回答）

体の変化	人数	単純有効率
便秘改善	9/31名	29.0%
体重減少	6/31名	19.4%
排尿改善	6/31名	19.4%
むくみ改善	8/31名	25.8%
冷え性改善	2/31名	6.5%
睡眠改善	9/31名	29.0%
疲労改善	12/31名	35.5%
寝起き改善	18/31名	58.1%
皮膚疾患改善	3/31名	9.6%
肌荒れ改善	14/31名	45.2%

水素焼成サンゴ末で腸内フローラが変わる

通常、腸内細菌のバランスを変化させることは非常に難しく、継続的な食事のコントロールが必要となります。善玉菌を増やしたいのなら、善玉菌が好む食品を毎日欠かさずに摂り続け、悪玉菌が好む食品を控える。そうしてやっと善玉菌が増えるかもしれない、という程度です。**生後2～3年で定着した腸内フローラを変えることは簡単ではありません。**

一方、水素焼成サンゴ末はサンゴの吸着力で腸内の古い細胞や有害物を吸着して体外へ排出します。**すると悪玉菌の増殖が抑えられ、活性酸素の発生も抑えられます。**くわえて、水素の抗酸化力も過剰発生する**活性酸素を次から次へと無害化。**腸内の活性酸素が減ることで、腸粘膜細胞のダメージが減り、**免疫機能をはじめとする腸の機能**

が正常に働くようになっていきます。

こうして、悪玉菌が減り活性酸素が減ることで善玉菌の働きが優位になり、善玉菌の代謝が活発になります。善玉菌の代謝物によってさらに悪玉菌の増殖が抑えられ、結果として**善玉菌の割合が増える**ことにつながると考えられます。

実際に、**水素焼成サンゴ末を摂取することによる善玉菌の割合の増加が確認されました。**

７名の40代を対象に臨床試験を行いました。普段の食事を変えることなく、水素焼成サンゴ末を１日２g飲むことを２週間実践してもらいました。その結果、７名中４名に善玉菌（ビフィズス菌、乳酸菌）の割合の増加が認められたのです。参加者の過半数において、食事のコントロールなしに善玉菌の割合を増やすことができたというのは本当に驚きの結果です。

試験データ５

水素焼成サンゴ末の腸内フローラ改善効果

腸内フローラ検査の結果
善玉菌の増加が認められた

40代の成人７名を対象に腸内フローラの検査を行いました。被験者は２～３週間、水素焼成サンゴ末を１日2g 摂取。摂取開始前と摂取終了後の腸内細菌の編成の変化を、便中細菌の遺伝子検査 t-RFLP 法で解析しました。その結果、被験者の過半数において、善玉菌（ビフィズス菌、乳酸菌）の割合の増加がみられました。

腸内の細菌バランスの変化

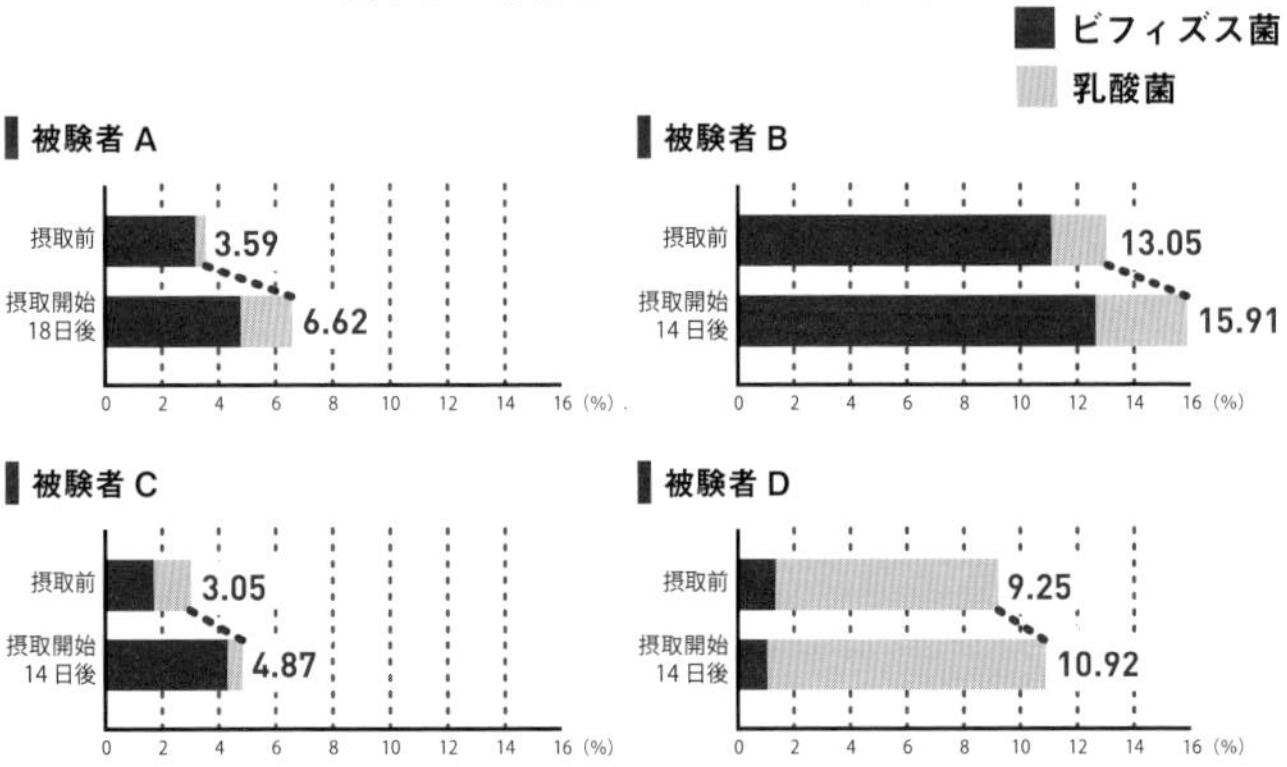

分析方法：摂取前と摂取開始２週間～3 週間後に便を採取。便中の腸内細菌の遺伝子検査 t-RFLP 法で解析し、摂取前と摂取後での腸内細菌の編成を比較した。

試験機関：（株）メディカルインテグレーション

倫理的配慮とプロトコルの公開：
(1) ヘルシンキ宣言に準拠した (2) 試験参加者に対して内容を十分説明し、試験参加への同意を書面にて取得した
(3) 試験実施前に、本試験の内容及び方法について、試験実施機関に設置する倫理委員会の承認を受けた
(4) プロトコルを UMIN-CTR に登録した（登録番号：UMIN000027057）

カルシウム不足はなぜ怖いか

化石化したサンゴは多くのミネラルを含んでいます。その90％以上がカルシウムで、残りの数％がマグネシウム、カリウム、ナトリウムなどの数十種類にもおよぶミネラルで構成されています。

私たちの体は酸素、炭素、水素、窒素を四大構成要素とし、次いで多いのがカルシウムです。微量ミネラルと呼ばれるものも含めると、カルシウムをはじめとする多くのミネラルによって私たちの体は作られています。

カルシウムはその99％が骨や歯に存在、残りの１％が血液や筋肉、神経組織などに存在し、細胞の分裂・分化、筋肉収縮、神経伝達などの働きに関わっています。私たちの体は、消化・吸収から代謝、ホルモンの分泌などのさまざまな機能において、カルシウムをはじめとするミネラルを必要とします。どんなに微量であっても必要不可欠なミネラルがたくさんあるのです。

なかでも体を構成する要素の中で5番目に多い元素であるカルシウムは、小腸で吸収されて血液によって体中に運ばれます。**血液中のカルシウム濃度は常に一定範囲を維持するように保たれています。食事から吸収するカルシウム量を腸がコントロールしているのです。**

とは言え、現代の食事はカルシウムが豊富だとは言えません。魚よりも肉を好み、野菜はほんの少し、それも栄養分の少ない野菜・・このような食事では、カルシウムだけでなくミネラル類を十分に摂るのは難しいことです。

牛乳を飲めばカルシウムが摂れると信じられてきましたが、乳製品の消費の多い北欧地域で骨粗しょう症が多いことをみると、必ずしもそうではないことが分かります。

一方、**水素焼成サンゴ末はカルシウムを主成分として主要なミネラルも含んでいます。化合物でなく天然物だからこそ、カルシウム以外のミネラルもバランス良く摂ることができる**のです。

細胞分裂にはカルシウムが必要不可欠だった

ここで老化を防ぐカギである**「細胞の入れ替わり」にカルシウムがいかに密接に関わっているか**をご説明しましょう。

食事で摂ったカルシウムは胃酸で溶解されて「カルシウムイオン」に形を変え、腸に送られて腸管から吸収されます。カルシウムイオンとは、カルシウムが水に溶けてプラスの電子を帯びた状態のことをいいます。

この**カルシウムイオンが細胞分裂のためになくてはならない物質**であることが分かってきました。

体内では、細胞が常に入れ替わりを繰り返しています。細胞が分裂するとき、染色体が凝縮して二つに複製されます。**この染色体の凝縮に必要な物質がカルシウムイオ**

ンなのです。**細胞内のカルシウムイオン濃度が低下すると、細胞分裂の際に染色体の整列の異常が見られる**といいます。こうした染色体の整列異常は細胞のがん化にもつながります。さらに、**細胞内のカルシウムイオン濃度の低下により、細胞分裂のスピードが遅くなる**ことも分かっています。

細胞内のカルシウムイオン濃度を一定に保ち、細胞分裂が正常かつ活発に行われることが、健康を保つのはもとよりそもそもの生命活動の維持に不可欠だったのです。腸内の細胞においても、髪を作り出す細胞においても、その新陳代謝を人知れず全力でサポートしてくれているのがカルシウムイオンなのです。

カルシウムイオンが腸のお掃除のカギ

――圧倒的な細胞分裂スピードを誇る「腸の細胞」――

次に「腸のお掃除」のお話をする上で欠かせない腸の細胞に注目したいと思います。腸の上皮細胞は体の中でもとくに入れ替わりの速い細胞です。日々莫大な数が死んでは脱落し、3～5日ですべてが新たな細胞と入れ替わると言われます。

小腸には無数の絨毛《じゅうもう》と呼ばれる突起があります。絨毛には3種類の分化細胞が存在し、栄養や水分を吸収する、粘液を産生してバリアを形成する、ホルモンを産生して腸管の運動を制御する、などといった重要な役割を担っています。その絨毛の表面に存在する**極小かつ膨大な数の「微絨毛《びじゅうもう》」は、たった1日という驚異的な速さで入れ替わっています。**

日々、無数の細胞が脱落しては便となって排泄されています。しかし、この細胞分裂が正常に行われないと、さらに死んだ細胞の排泄がスムーズに行われないと、腸が汚れてしまうのです。

細胞内のカルシウムイオン濃度が保たれ、正常に細胞の入れ替わりが行われ、剥がれ落ちた細胞がスムーズに排出されること。これこそが、**いまだかつて明かされなかった「腸のお掃除」**の神髄《しんずい》だと言えるのです。

小腸の表層

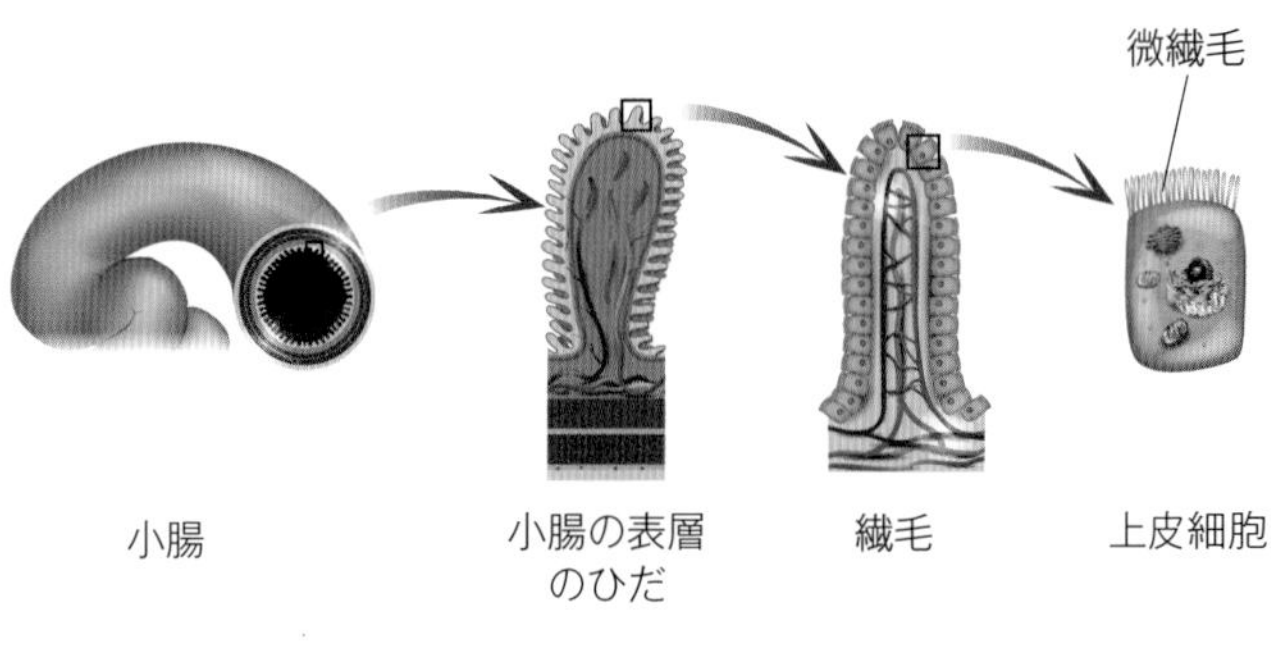

カルシウムイオンが薄毛を救う

――活発な細胞分裂が繰り返され髪がどんどん伸びる――

毛髪を作り出す「毛母細胞」の新陳代謝においてもカルシウムイオンが深く関係しています。この毛母細胞も細胞分裂が非常に活発な細胞のひとつです。その証拠に、**毛母細胞は細胞分裂によって平均10万本もの毛髪を１日0.3㎜ずつ伸ばす**と言います。合計すると、**１日30ｍもの髪を伸ばしている**計算になります。それほど**毛母細胞の細胞分裂は盛ん**なのです。

こうした細胞分裂が活発に、休むことなく行われるために、カルシウムイオンは欠かせないのです。

カルシウムイオンがターンオーバーを促す
――カルシウム不足でシミ、シワ、たるみに――

肌のターンオーバーで重要な役割を担う角化細胞は表皮の最下層で表皮トランスグルタミナーゼという酵素の働きによって生まれます。**この酵素を活性化するのもカルシウムイオン**です。角化細胞は分裂して形を変えながら上へ上へと押し上げられ角質細胞へと変化します。この時**カルシウムイオンが不足すると、角化細胞の産生に遅れが生じて古い角質細胞がいつまでも皮膚の表面に居座る**ことになります。こうして**ターンオーバーが乱れることでシミ、シワ、たるみなどを引き起こしてしまうのです。**

カルシウムイオンは肌の潤いにも関わっています。皮膚表面の角質細胞のまわりに充満する細胞間脂質という物質が細胞と細胞の間を満たし隙間を作らないことで、体内の水分が蒸発するのを防ぎ、外部刺激からのバリアとなっています。この**細胞間脂質の合成をカルシウムイオンが促進**してくれています。つまり、**カルシウムイオンの不足は肌の乾燥やバリア機能の低下を引き起こす**ことにつながるのです。

腸内環境改善からヘアケアまでのステップ

水素焼成サンゴ末が腸内をお掃除し、腸内フローラを善玉菌優位な状態にして活性酸素を減らすことによって、肌や髪を修復して艶をもたらす「整った腸」に近づけることができます。（参照Ｐ26修復ステップ）

腸が整うと、体に必要な栄養素がしっかりと吸収されます。健康な血液が十分に作られ、体のすみずみまで栄養素を送り届けることできるようになるのです。

活性酸素の異常発生の90％が腸内です。腸内で発生する活性酸素が減ることは、体全体における発生量を減らすことになります。すると、私たちの体が作り出す抗酸化物質（活性酸素を無害化する物質）が、腸以外で発生する活性酸素を有効に消去できるようになるのです。その結果、**活性酸素が全身の細胞に与えるダメージを軽減させる**ことができます。これが**「自分力」による修復**です。

体のすみずみで活性酸素によるダメージが抑えられ、栄養豊富な血液が巡るようになると、体全体が活性化して本来の働きが機能し始めます。こうして体全体が元気になってはじめて、肌や頭皮の細胞にも栄養が行き届くのです。

私たちの体の修復には優先順位があって、生命維持に直結する臓器に不調や損傷がある場合、その修復が最優先されます。心臓、脳、肝臓、腎臓などの臓器に比べて、**皮膚の修復は優先順位が低く、末端の髪や爪が修復されるのはさらにその後。**他の臓器が元気になってからのことです。髪が「血餘《けつよ》（血の余り）」と言われる所以《ゆえん》です。

こうして**体全体の細胞が健康になり、本来の機能がしっかりと働く**ようになると、**皮膚という最大の臓器でも、健康な細胞が作られるようになって代謝が活発に**なります。**ターンオーバーも整って艶肌が復活**するのです。

頭皮でも毛母細胞が修復され活性化します。**ヘアサイクルの乱れも改善され、**髪の毛にも**ハリ・コシが戻る**でしょう。さらに**色素細胞（メラノサイト）も活性化**することで、**白髪が黒髪に戻る**のです。

水素焼成サンゴ末が有害物質を取り除き、腸内環境が改善されることで活性酸素が抑えられる。体中で細胞のダメージが修復され、健康な細胞が作られる。この作用が肌や頭皮まで行き届いて、肌にも髪にも艶が甦る。

くわえて、人間の体をちくわ構造に例えればその外側である**腸内、皮膚、頭皮に共通する「上皮細胞」が、カルシウムイオンによって細胞分裂が促進され、細胞の入れ替わりも活発になる。**

これが、水素焼成サンゴ末による腸内環境改善からヘアケアまでの修復ステップです。

そして「腸のお掃除」こそがこの修復ステップの根幹となる部分です。水素焼成サンゴ末で腸内の汚れを排除し、活性酸素を抑えることができれば、腸のお掃除はもはや完了と言えるでしょう。

あなたの選択で髪が生まれ変わる

あなたは艶髪・艶肌を手に入れたいですか?

髪や肌に艶を取り戻し、自信と魅力を取り戻すには、**腸を整えることが最短の近道**です。そして、その道を選択するかどうかは、あなた次第です。

今の現状がどうであれ、習慣を変えることによって腸を変えることは可能です。ちょっとした意識を変えることで、習慣を変えることは可能なのです。

老化をくい止め、肌と髪に艶を取り戻すには、①細胞の劣化と減少を防ぎ、②健康な細胞を生み出すこと。そのために行うのが「腸のお掃除」です。腸を整えて腸本来の機能を正常に働かせるためには、「何を食べるか」「溜め込まないで出す」の両方を意識することが大切です。

腸内フローラの細菌たちを味方につけて活性酸素の発生を抑えること、またカルシ

ウムイオンの助けを借りて細胞の代謝を促し、細胞の入れ替わりを促進することも、腸のお掃除に欠かせないポイントです。

腸が整うと、自分の体に合うもの、合わないものを敏感に感じ取れるようになります。自分に合うものかどうかを自分で見極められる腸と腸内フローラを作ることは、艶髪・艶肌以外にもさまざまな好ましい変化をあなたにもたらすでしょう。

そのためには食事のコントロールは基本です。腸に良いもの、腸内の善玉菌が喜ぶものを選ぶ。もしそれが難しい、大変だと感じるのならば、水素焼成サンゴ末を食生活に加えることも一つの選択でしょう。

第9章

水素焼成サンゴ末が医療現場で活躍

医学博士　二木昇平先生に聞く

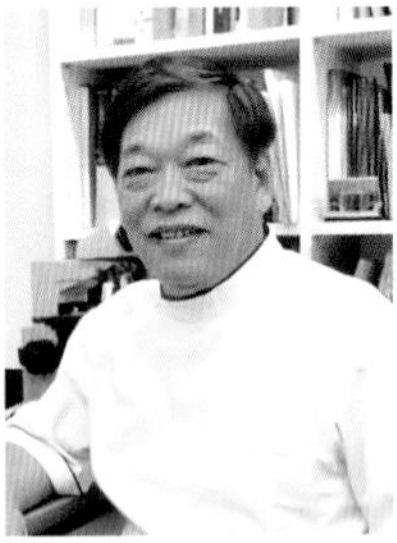

二木昇平先生

二木皮膚科院長　二木　昇平先生
インタビュアー　鈴木　奈央子

強い薬の副作用を防ぐ手段を模索していました

鈴木　皮膚科医として常に皮膚の疾患を患っている患者さんと向き合っていらっしゃる二木先生に、「水素焼成サンゴ末」の効果についてお話を伺いたいと思います。先生のクリニックでは皮膚病の治療に水素焼成サンゴ末を使われているそうですが、そのきっかけとなったのはどのようなことでしょうか？

二木　私のクリニックを訪れられる患者さんは比較的軽症の皮膚疾患を患われている方がほとんどなのですが、中にはアトピー性皮膚炎などが進行して重症化してしまい、ひどい痒みをはじめとする重い症状に苦しまれている患者さんも見受けられます。

鈴木　たしかにアトピー性皮膚炎に悩まれている患者さんは増えていますね。

二木　こうした重症の皮膚疾患を患われている患者さんに対しては、つらい症状をできるだけ早期に和らげてあげる必要があるため、ステロイド剤などの強めの薬を処方するのが効果的です。ところが、こうした強い薬は効果がすぐに出るものの、その分副作用も強くなっており、皮膚疾患の症状は軽くなっても強い副作用でほかの疾患を引き起こしてしまいます。

鈴木　それは危険ですね。

二木　そうしたことから、できるだけ強い薬の使用量を抑えて副作用を防ぎながら、治療を進めていかなければならないのですが、相反する二つの要求を具体的にどうやって満たすかが医師として悩むところで、その手段を模索していたのです。

鈴木　医学界の抱える大きな悩みですね。

多くの患者から感謝の声が

二木　そんなときに出会ったのが水素焼成サンゴ末でした。あまり知られていませんが、皮膚病を引き起こす原因の一つが「活性酸素」です。たとえばアトピー性皮膚炎の発症にも活性酸素が深く関わっています。すさまじい酸化力を持つ活性酸素が皮膚の脂膜を酸化して錆びさせることで、皮膚のバリア機能が低下。アトピー性皮膚炎が引き起こされるのです。逆に言えば、もしこの活性酸素を抑えることさえできれば、皮膚病の治療・改善に有効に働くということです。

鈴木　問題は活性酸素の害をいかに抑えるかなのですね。

二木　水素焼成サンゴ末は活性酸素を還元・無害化する働きを持っており、アトピー性皮膚炎をはじめとする皮膚病の改善をサポートしてくれます。くわえて、水素焼成サンゴ末は副作用の心配がなく、この安全性こそが私が水素焼成サンゴ末を治療薬と併用するようになった最大の理由です。

鈴木　副作用がないということはほんとに重要ですね。

二木　はい。そうした理由から私は水素焼成サンゴ末を治療に使いはじめたのですが、使ってみると重症の皮膚疾患もこれまでよりも弱い薬、あるいはより少ない量の薬で改善することができたのです。心配な副作用もありませんでした。副作用なしに症状が改善されたことで、多くの患者さんから感謝の声をいただいています。

鈴木　たくさんの素晴らしい改善例があったのですね。

二木　そのとおりです。水素焼成サンゴ末が皮膚疾患を改善する可能性が非常に高いことは、これまでのエビデンスデータが証明しており、水素焼成サンゴ末を治療に取り入れることで高い確率で疾患の改善が認められているのです。

鈴木　実際の治療によって証明されていることで信頼することができますね。

皮膚ばかりか毛髪の悩みの改善例も続出

二木　ところが、驚くことに水素焼成サンゴ末の改善効果は皮膚疾患に対してだけではありませんでした。水素焼成サンゴ末を皮膚疾患の治療に使うようになってからしばらくして、ひとつ気付いたことがあったのです。実は皮膚疾患の改善はもちろん、「薄毛だったのに、黒い毛が生えてきた」「白髪が黒くなってきた」とおっしゃる患者さんが次から次へと現れたのです。水素焼成サンゴ末によって、患者さんの皮膚疾患ばかりか毛髪の悩みまでが改善される例が続出していたのです。実は薄毛や白髪などの髪の悩みにも活性酸素が深く関わっています。毛根の「毛母細胞」はその周りを囲む「細胞膜」を通して血液の運んできた栄養や酸素を得ることで、髪の毛を作っています。さらに、これも毛根にある「色素細胞」もメラニン色素を合成することで、毛髪を黒く染めています。

鈴木　育毛の重要なメカニズムですね。

二木　ところが、年をとるとこの毛母細胞が老化して、育毛活動が衰えるばかりか、体内で産生される活性酸素を退治する働きを持つ「抗酸化酵素」の分泌量も減ることで、活性酸素が勢いを増してしまいます。勢いを得た活性酸素は毛母細胞の細胞膜を酸化。錆びた脂である「過酸化脂質」に変えてしまい、栄養や酸素が細胞膜を通過できなくなって毛母細胞の分裂・増殖活動も低下。毛髪を作れなくなって薄毛を引き起こしてしまうのです。

鈴木　活性酸素が毛母細胞を傷つけてしまうのですね。

二木　さらに、これも毛根部分にある色素細胞が活性酸素によって酸化され、メラニンの合成が抑制されてしまうことによって、毛髪を染める力も衰えて白髪になってしまうのです。加齢とともに頭髪が薄く白くなってゆくのは、勢いを増した活性酸素の仕業でもあるのです。

白髪や抜け毛を改善する可能性は非常に高い

二木　これまで年を取ることで薄毛や白髪になるのは防ぎようのないことだと考えられてきました。しかし、いまその原因の一つとして活性酸素の影響が明らかになったことで、前途に光明が見えてきました。水素焼成サンゴ末で薄毛や白髪が改善できるのではないかという希望です。

鈴木　素晴らしい希望ですね。

二木　水素焼成サンゴ末は活性酸素を還元・無害化する働きを持っています。活性酸素による細胞障害が軽減され、育毛に関わる毛母細胞や染色に関わる色素細胞が活性化する結果、「薄毛が改善した」「白髪が黒くなった」とおっしゃる患者さんが続出したと考えることができるのです。

鈴木　よく分かりました。

二木　エビデンスデータを見ても、水素焼成サンゴ末が白髪や抜け毛を改善する可能性が非常に高いことが分かっています。

鈴木　みなさん、水素焼成サンゴ末を飲み出してどのくらいしてから改善効果が現れたのでしょうか？

二木　薄毛や白髪が改善されるまでにはある程度の時間が必要です。活性酸素は毛母細胞ばかりでなく、内臓などの生命維持に重要な臓器の細胞も傷つけてしまいます。そのため、水素焼成サンゴ末を摂り始めた当初はより重要な臓器の修復が優先され、重要性が低い皮膚や毛髪の修復は後廻しにされてしまいます。水素焼成サンゴ末を摂り始めると、ほかの臓器などではすぐに改善効果が出るケースもありますが、薄毛や白髪に関しては少なくとも数か月はかかります。できれば一年は摂り続けていただきたいと思います。

生活習慣の改善も忘れずに

鈴木　あせらず摂り続けることが重要なのですね。水素焼成サンゴ末を摂る際に、気をつけなければならないことはありますか？

二木　とくに気をつけていただきたいのは水素焼成サンゴ末を摂っているからと安心してしまって、髪の毛に有害なそれまでの悪い生活習慣を続けてしまうことです。髪の毛に悪い生活習慣はせっかくの水素焼成サンゴ末の恩恵を半減させてしまうからです。

鈴木　どのような生活習慣に気をつければよいでしょうか。

二木　まずは食習慣、そして睡眠です。とくに大切な食習慣では、髪の毛を作るのに必要なタンパク質やミネラルなどの栄養素をバランスよく摂ることが大切です。糖や脂肪の摂りすぎは毛根細胞の活動に支障をきたしてしまいますので気をつけなければなりません。さらに、飲酒や喫煙も毛根細胞の働きを低下させます。

鈴木　食生活はとくに気をつけなければなりませんね。

二木　睡眠も重要です。活性酸素の異常発生が問題となる腸の働きは睡眠にも関係しています。良い睡眠が取れるかどうかは、体中のさまざまな機能にも影響します。みなさんご多忙で、規則正しい生活習慣を守ることは難しいとは思いますが、できるかぎり生活習慣を整えるようにこころがけていただきたいものです。水素焼成サンゴ末で活性酸素を退治するとともに、生活習慣を改善することが美しい肌と黒々とした健康な髪を取り戻すために重要なのです。

鈴木　そう言えば、先生の髪の毛もとても黒々されていますが。

二木　気が付かれましたか（笑）。私は70歳を過ぎていますが、ありがたいことに髪の毛は黒さを保っています。実は私自身も健康のために水素焼成サンゴ末を飲んでいて、そのおかげかもしれませんね。

鈴木　いつお会いしても若々しいですね。本日は貴重なお話をありがとうございました。

第10章

肌・髪の改善例。愛用者の声

水素焼成サンゴ末による美容師の手荒れ改善

M.T. さん（20代男性）

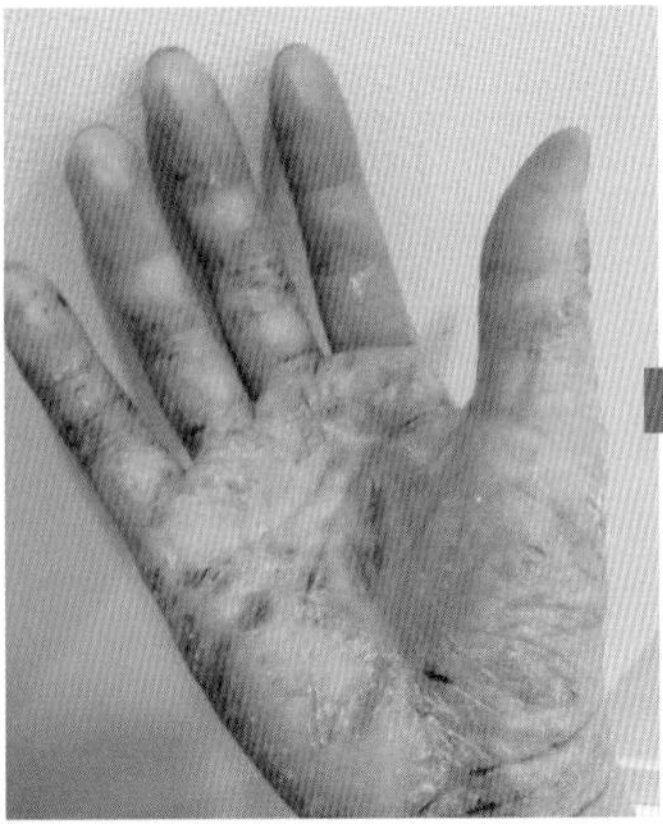

摂取前

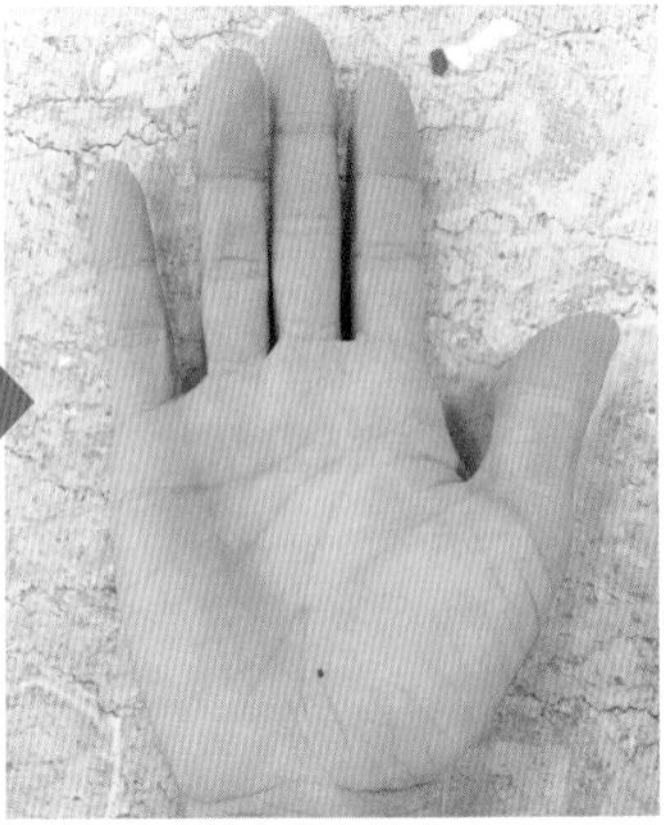

摂取後3週間

M.T. さんの声

　これまでさまざまな対策をしましたが改善されなかった私の手荒れ。水素焼成サンゴ末を摂り始めて３週間ほどで痛みやかゆみが引き、皮膚が変わるのを実感しました。いつもは状態が深刻になる冬にこのように改善したことには驚いています。

水素焼成サンゴ末による美容師の手荒れ改善

Y.O. さん（20代女性）

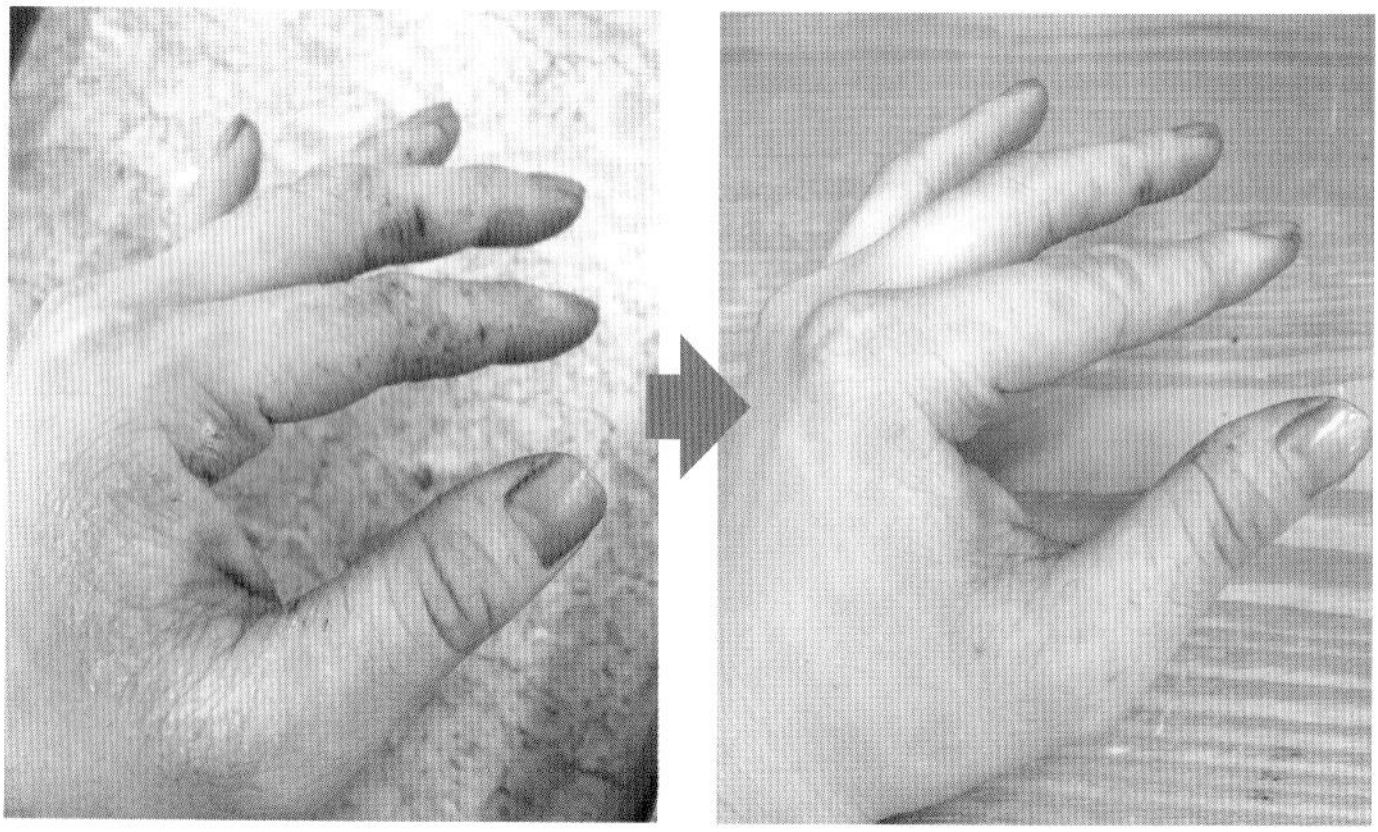

摂取前　　摂取後8週間

Y.O. さんの声

手全体が乾燥し粉がふいていて、指の間や指先はひび割れをしていました。水素焼成サンゴ末を摂り始めてからそれらの症状が改善。お腹の調子が良くなったことも実感しています。

水素焼成サンゴ末による美容師の手荒れ改善

T.O. さん（40代女性）

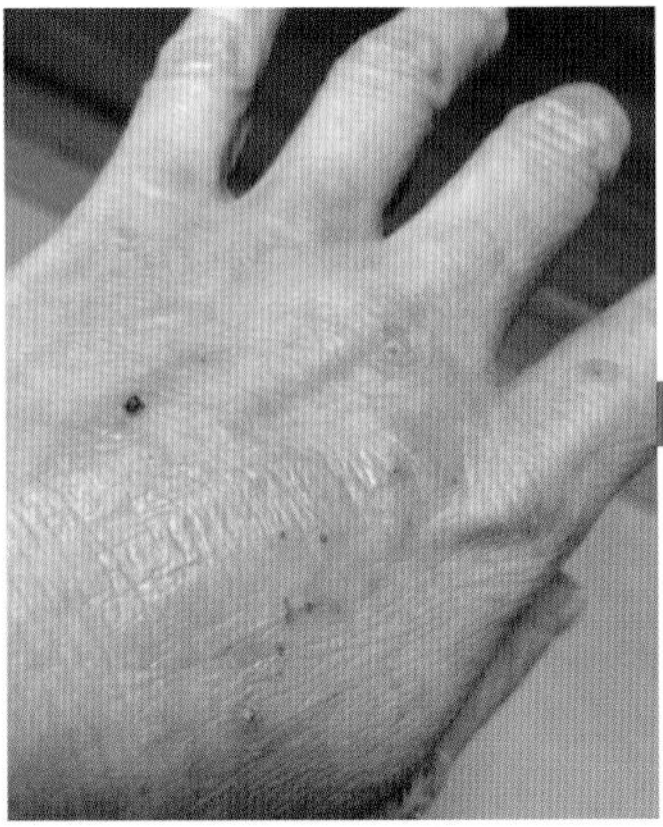

摂取前

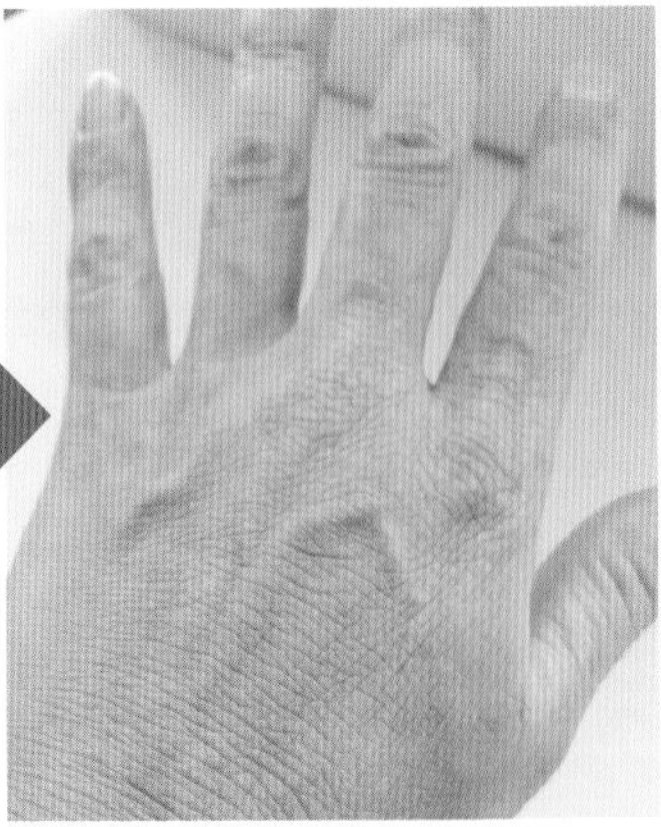

摂取後3週間

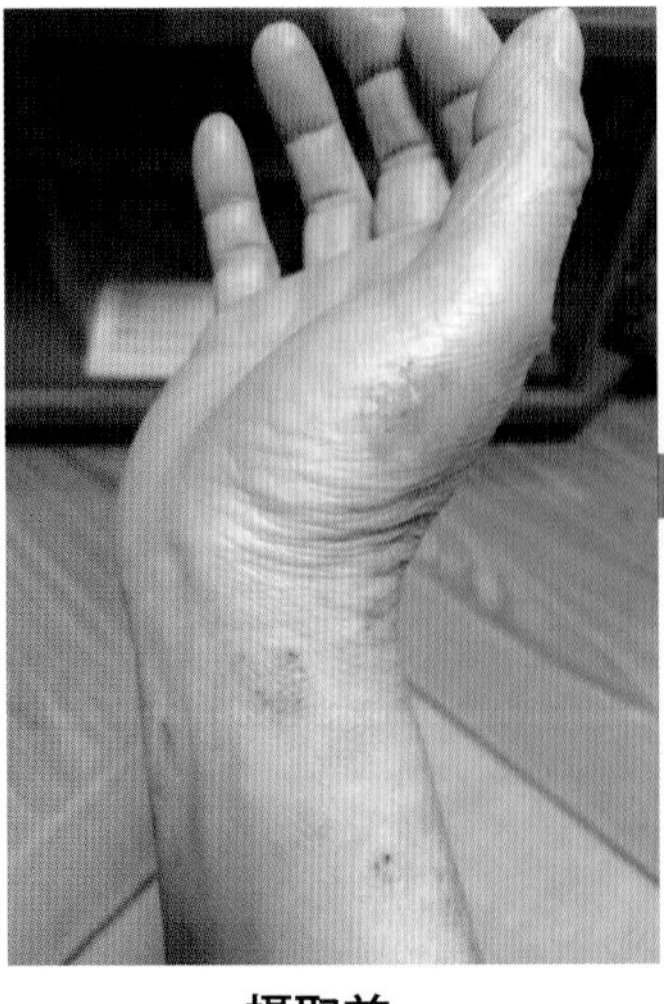

摂取前

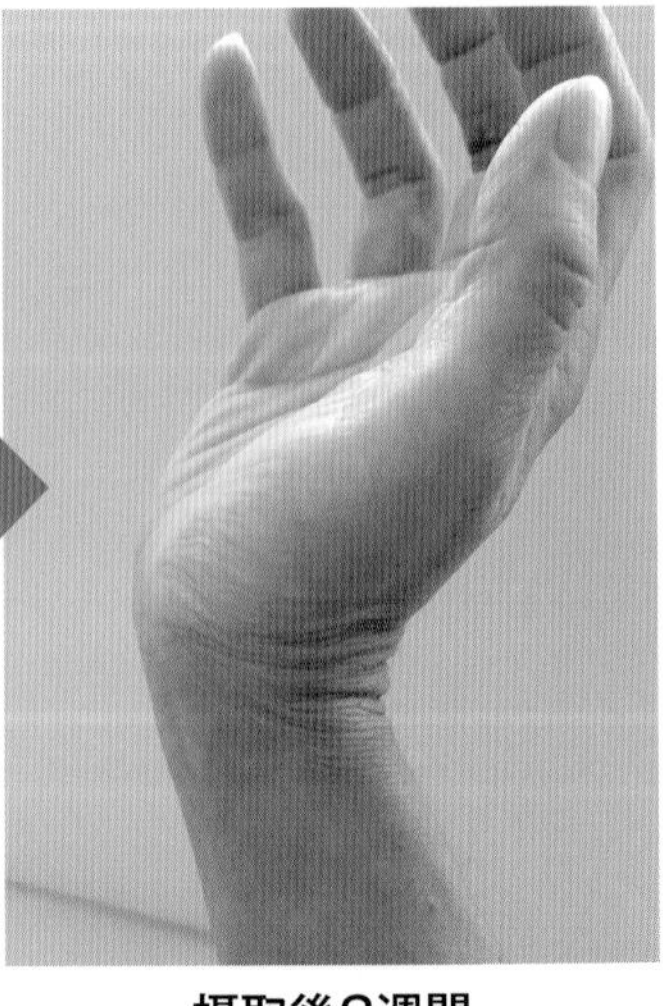

摂取後3週間

水素焼成サンゴ末による美容師の手荒れ改善

M.N. さん（40代男性）

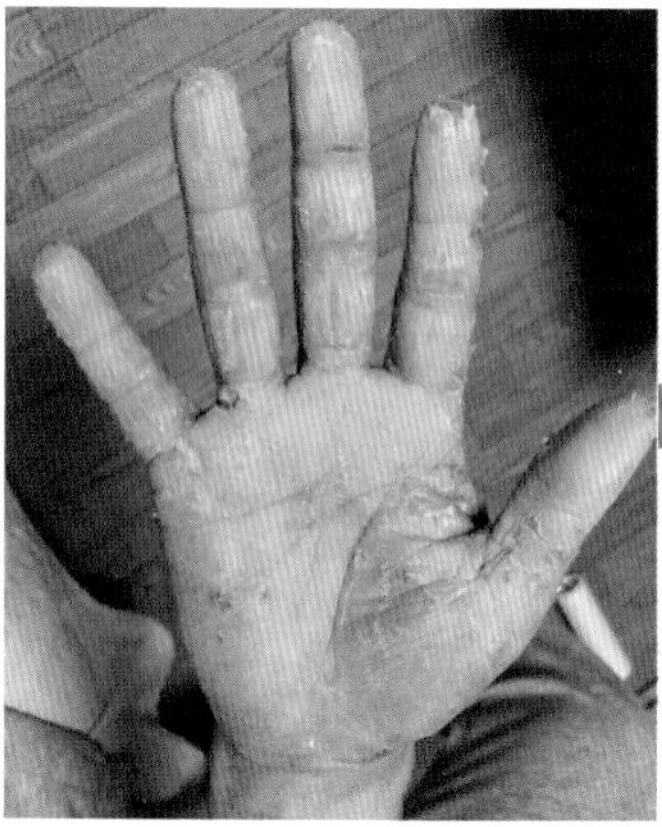

摂取前

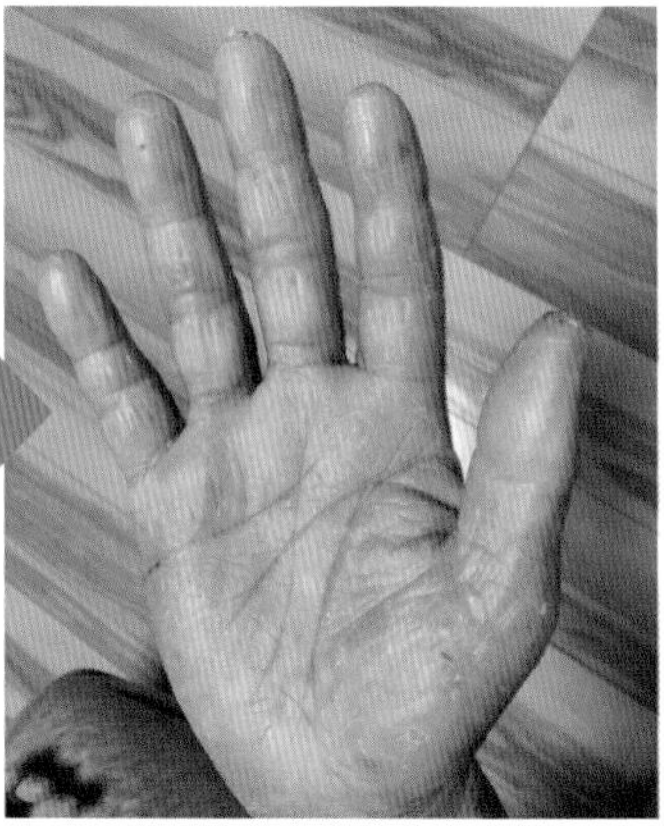

摂取後4週間

N.H. さん（20代女性）

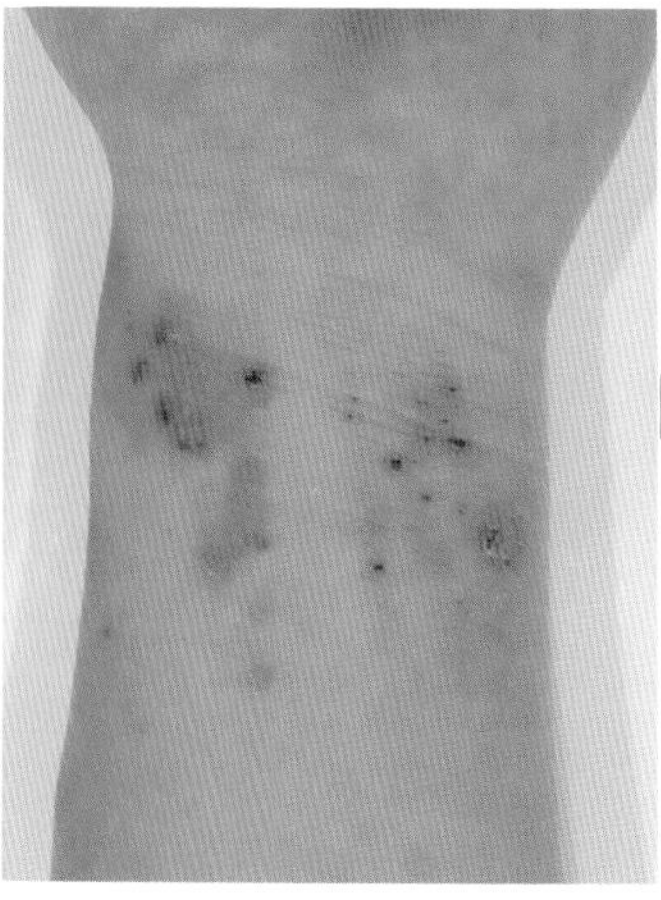

摂取前

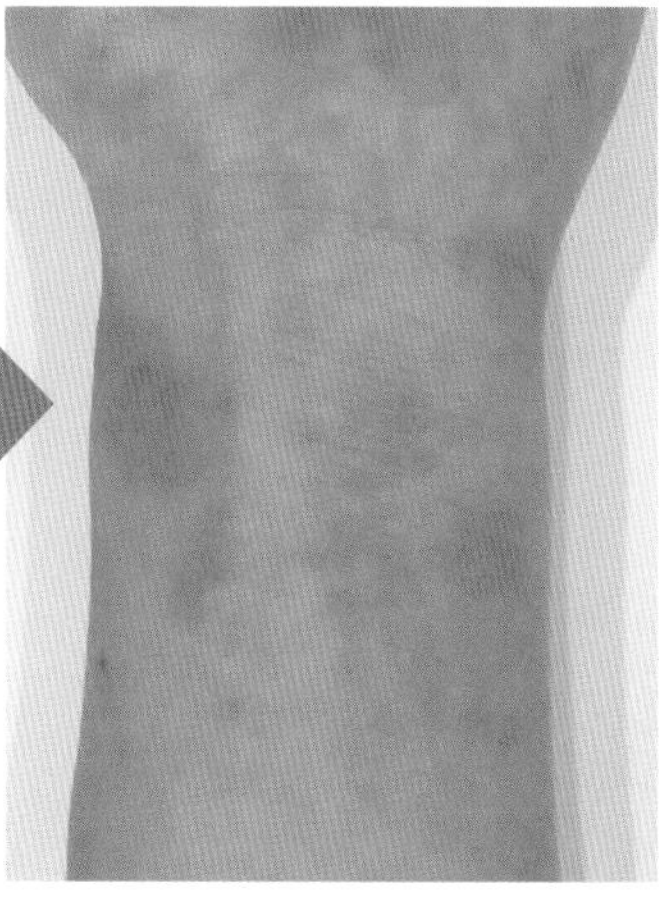

摂取後5週間

水素焼成サンゴ末による薄毛改善

A.H. さん（50代男性）

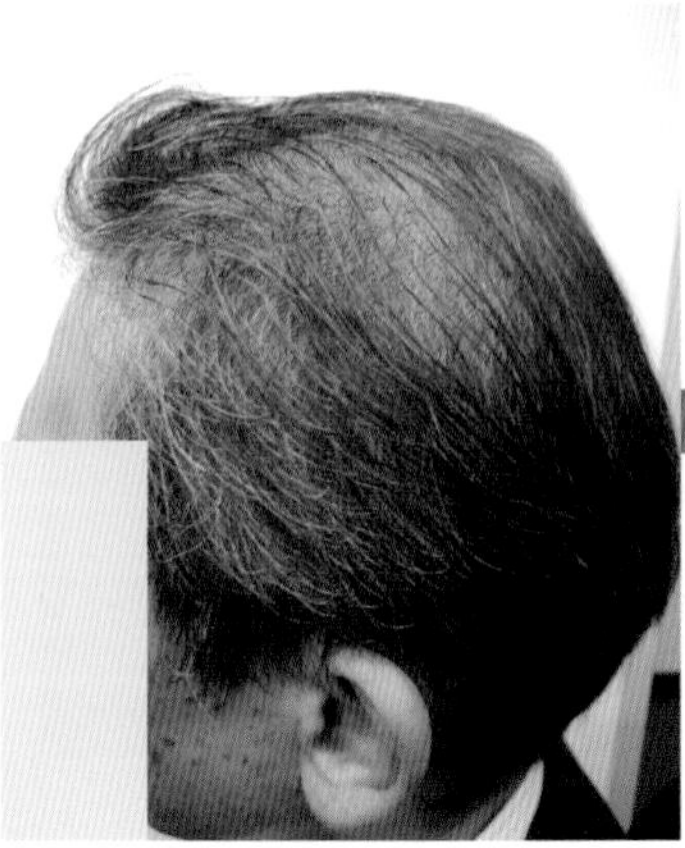

摂取前

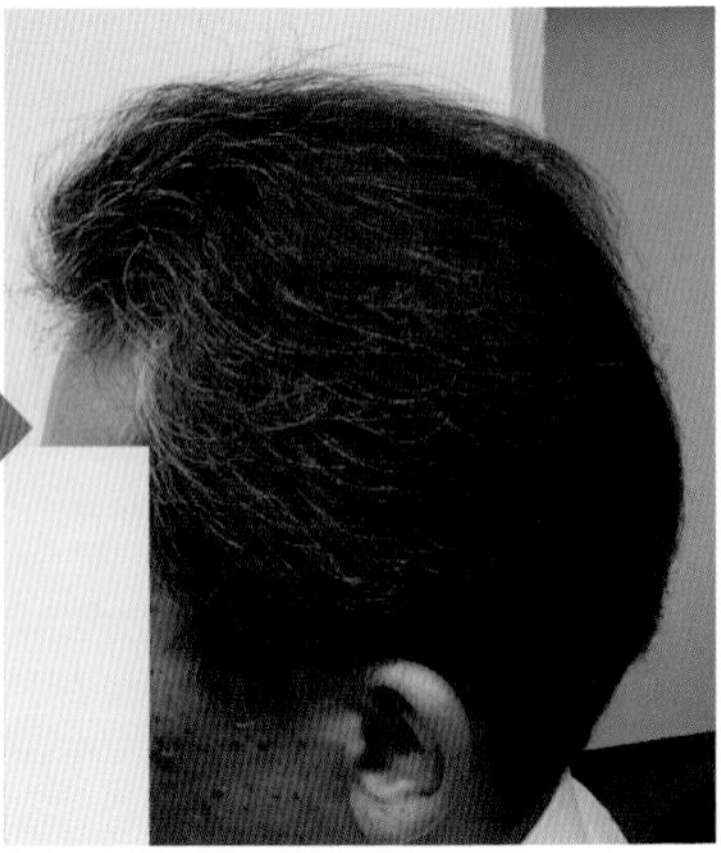

摂取後6ヵ月

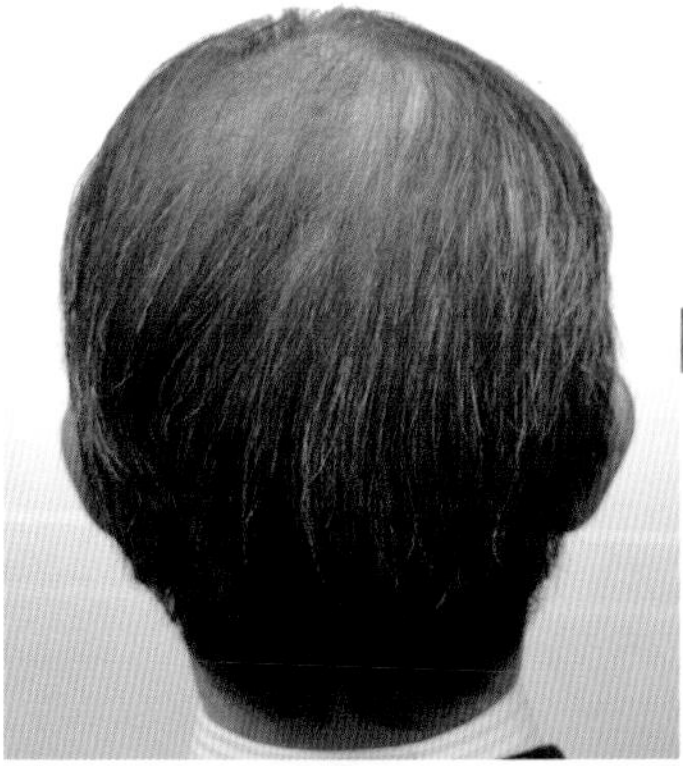

摂取前

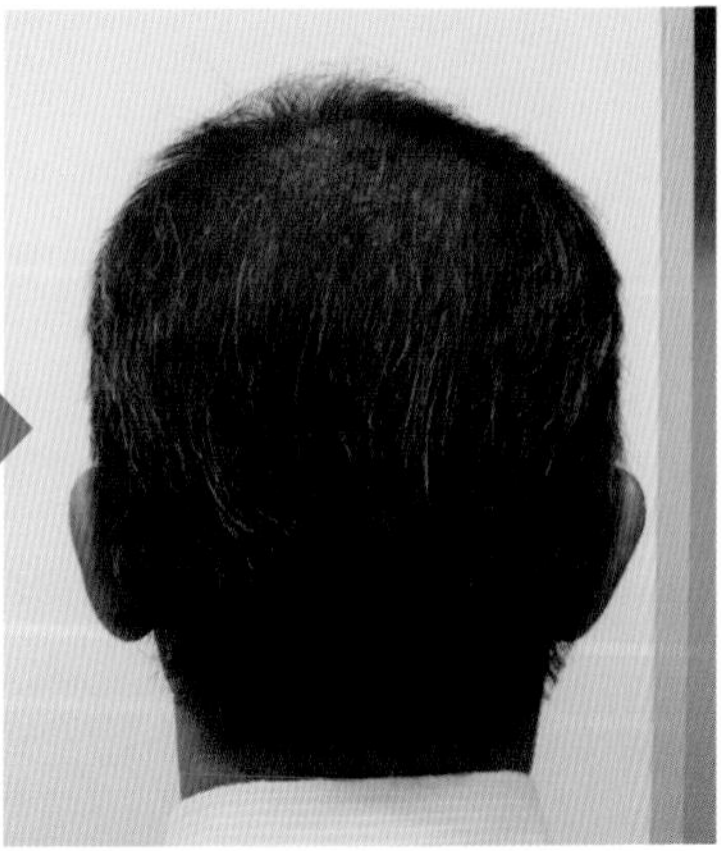

摂取後6ヵ月

水素焼成サンゴ末による薄毛改善

A.H. さん（50代男性）

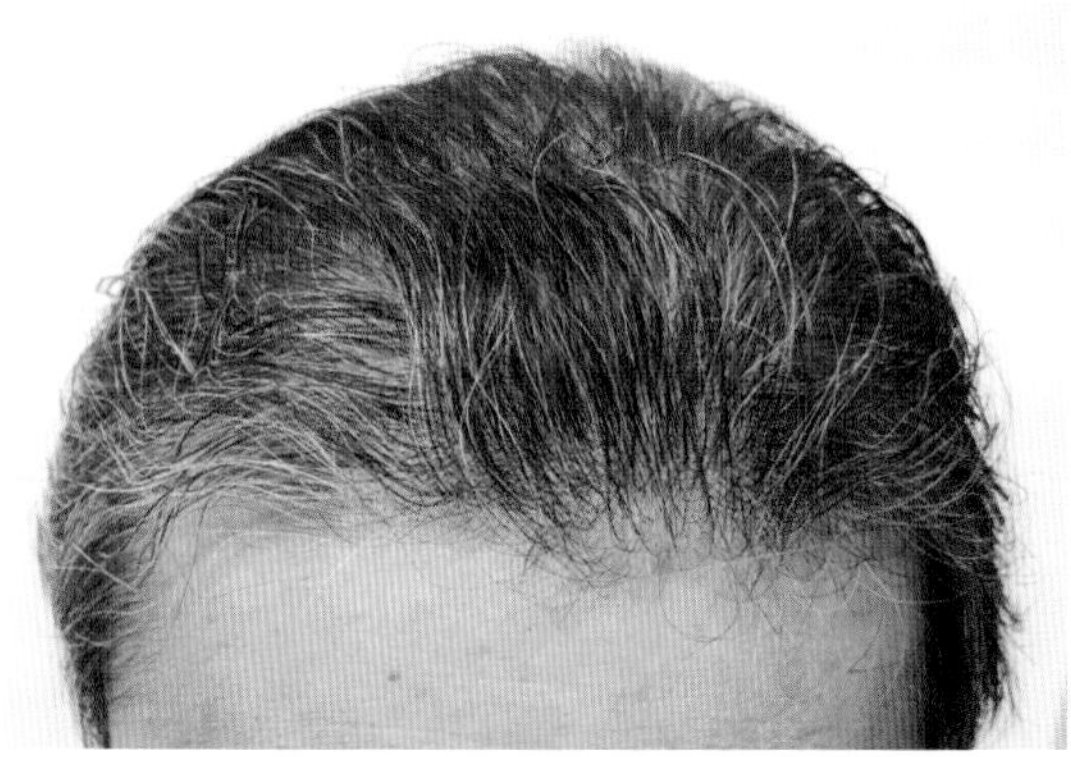

摂取前

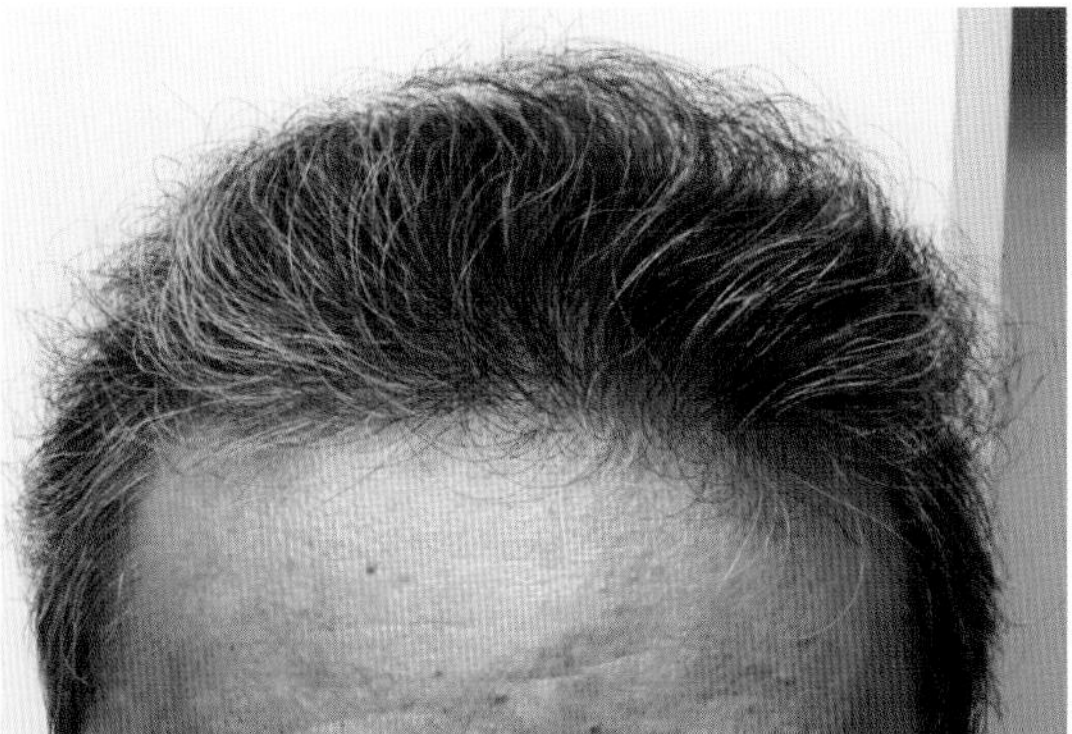

摂取後6ヵ月

水素焼成サンゴ末による薄毛改善

J.K.さん（40代男性）

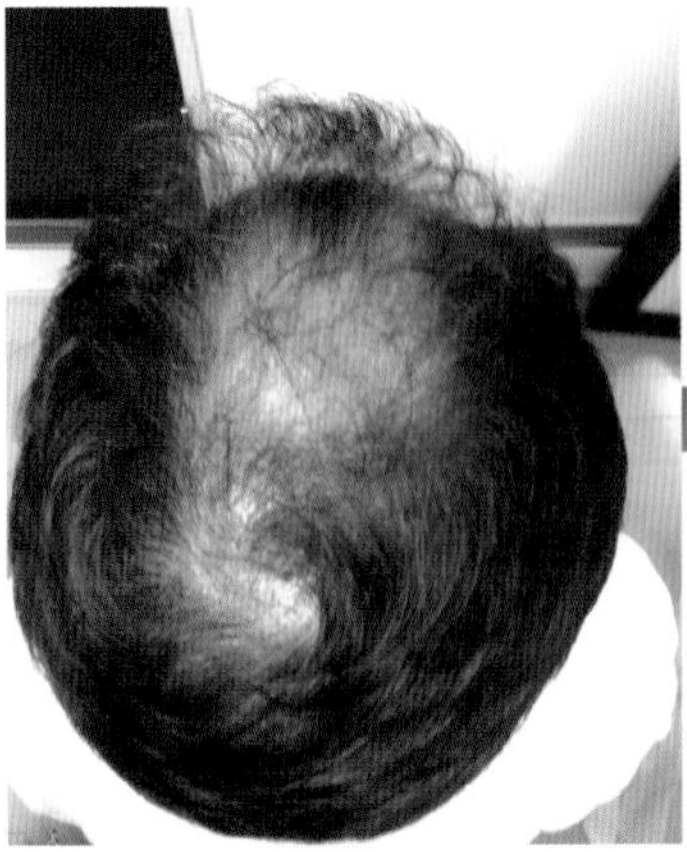

摂取前

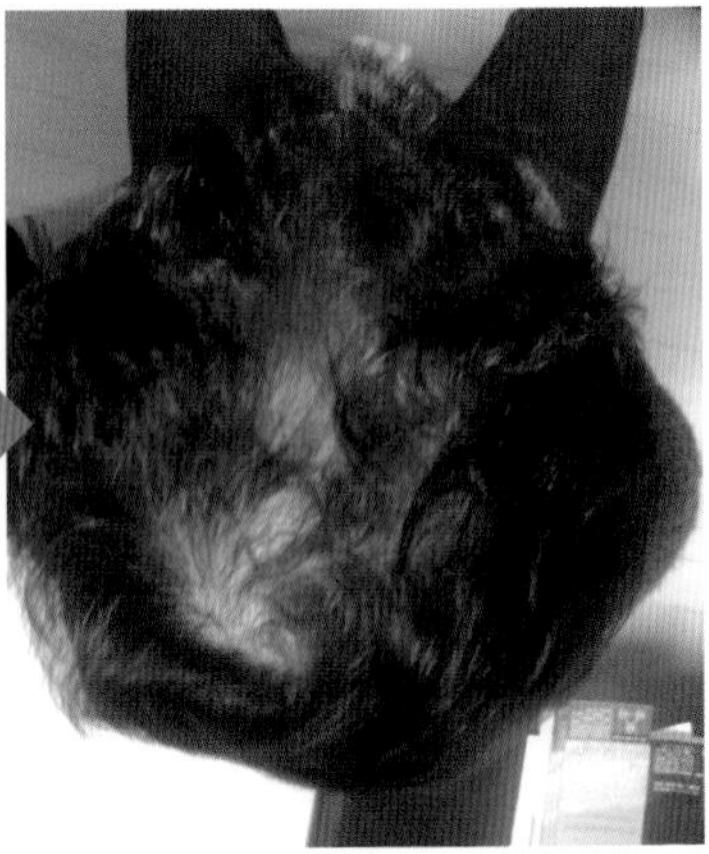

摂取後5ヵ月

Y.K.さん（60代男性）

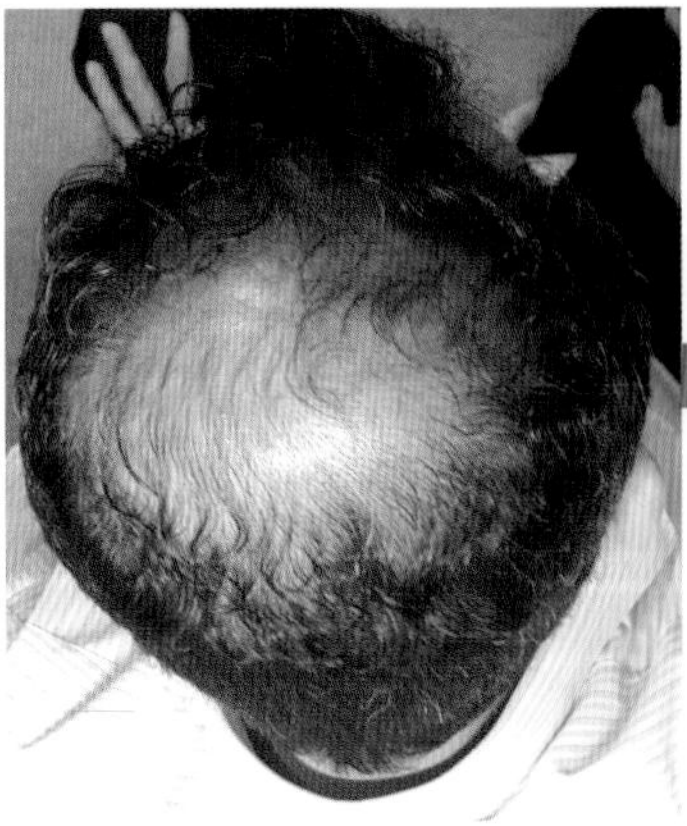

摂取前

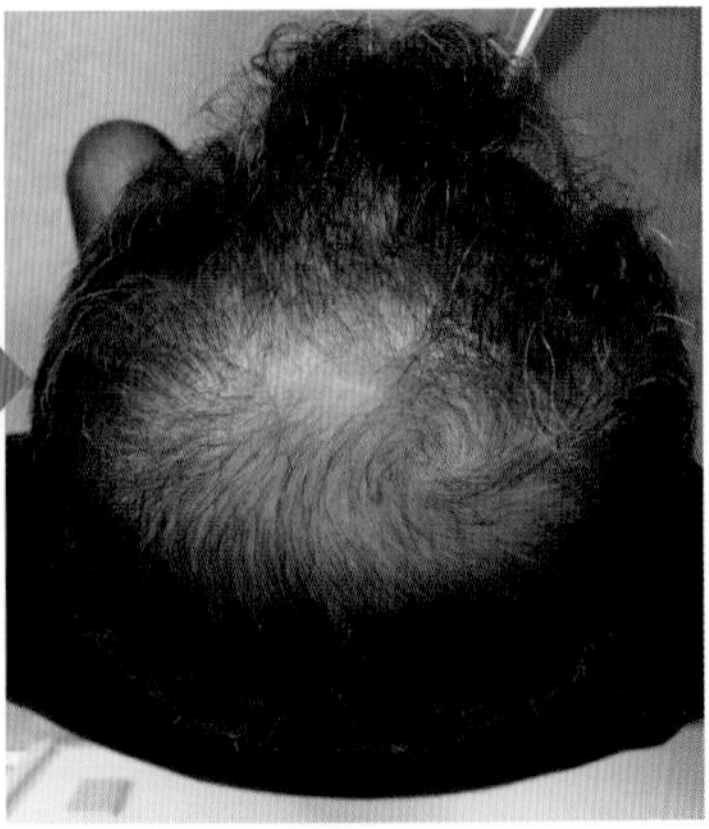

摂取後7ヵ月

水素焼成サンゴ末による薄毛・髪質改善

T.Y. さん（30代女性）

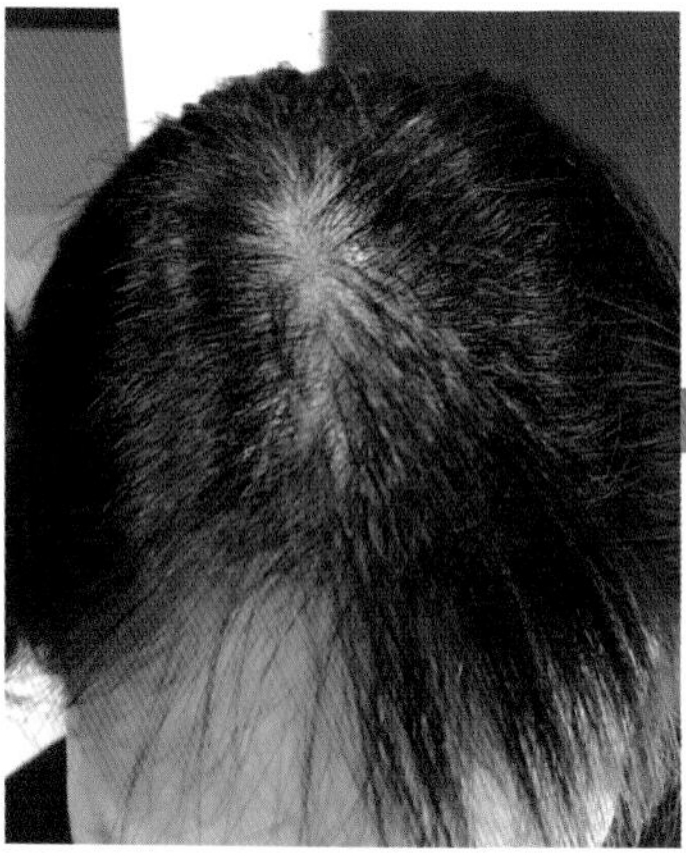

摂取前

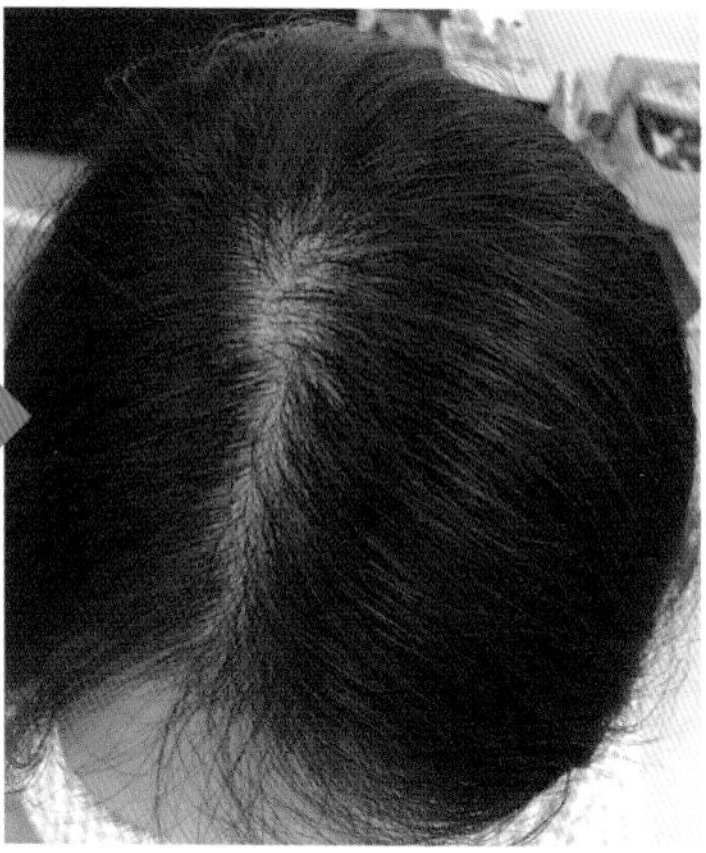

摂取後9ヵ月

M.I. さん（30代女性）

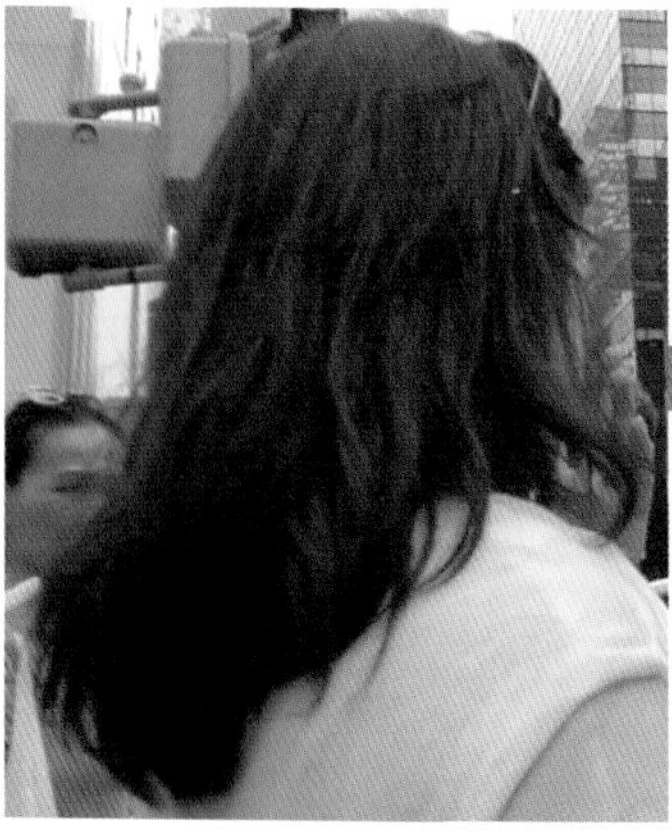

摂取前

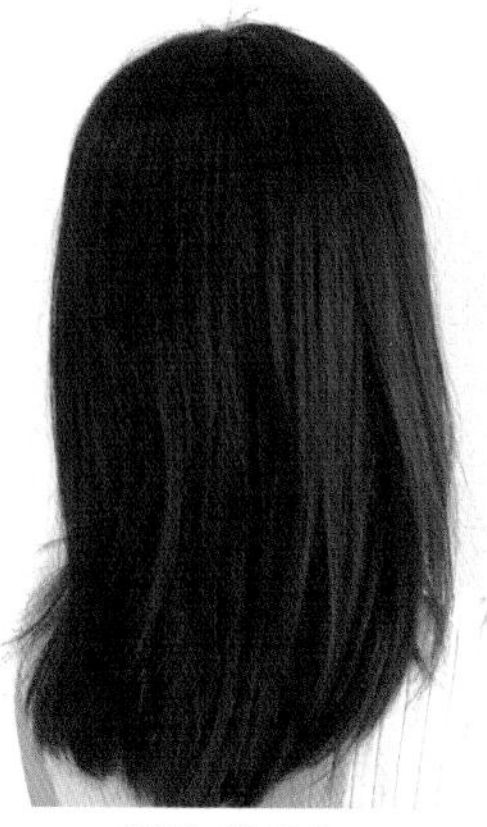

摂取後2年

水素焼成サンゴ末による白髪改善

H.I. さん（60代男性）

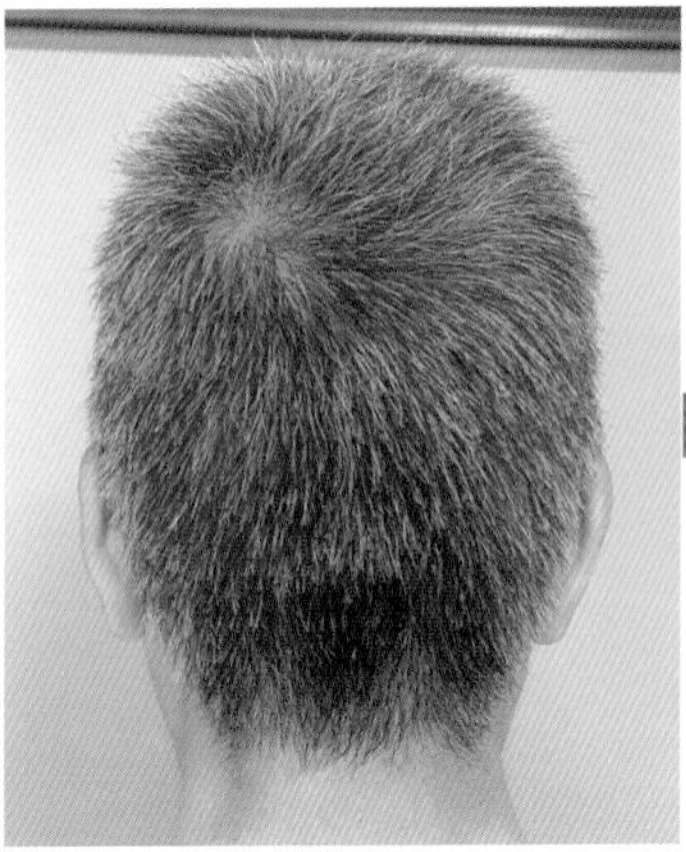

摂取前

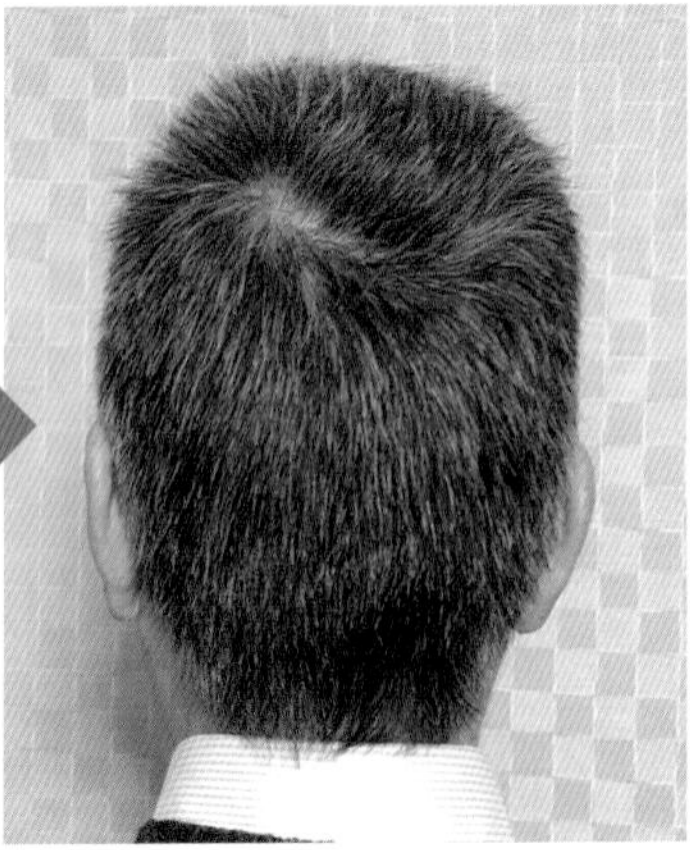

摂取後8ヵ月

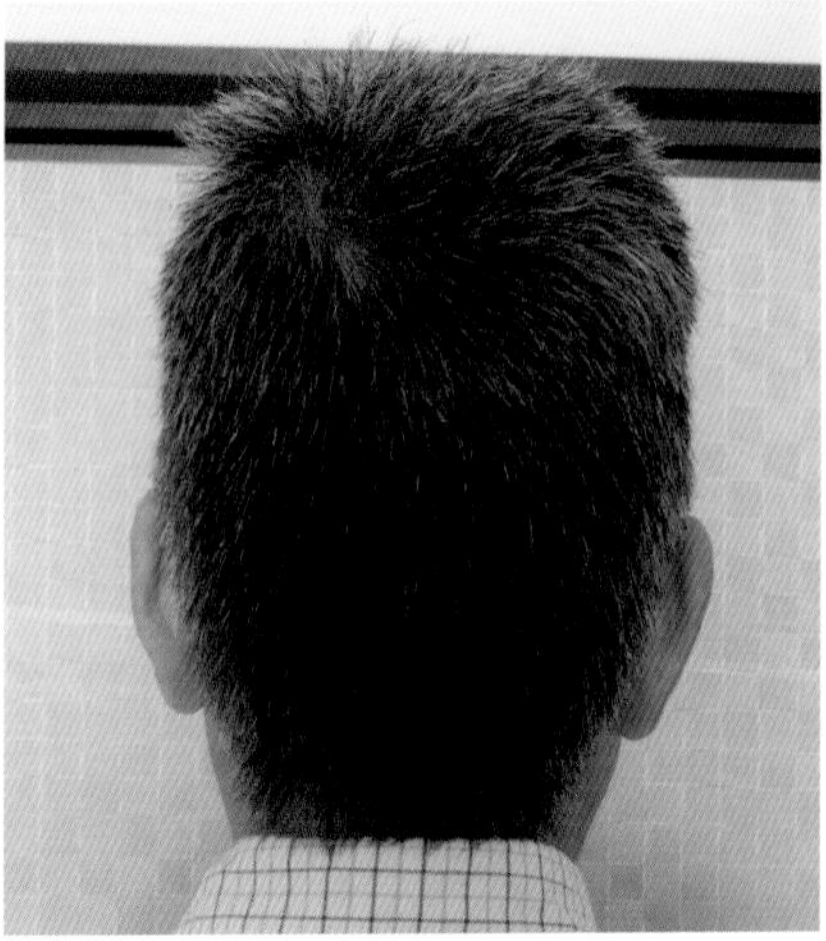

摂取後12ヵ月

水素焼成サンゴ末による白髪改善

H.I. さん（60代男性）

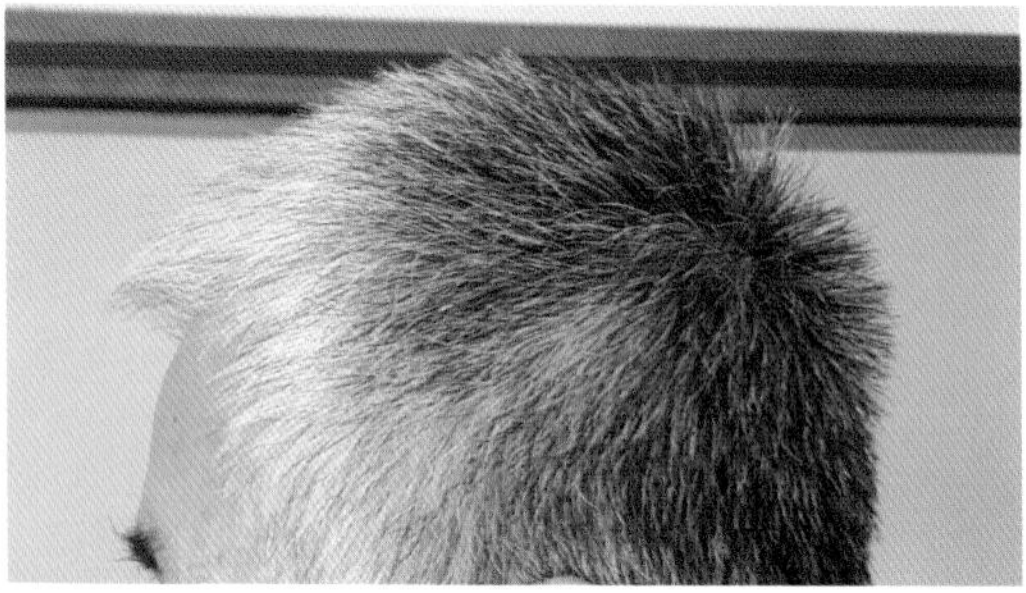

摂取前

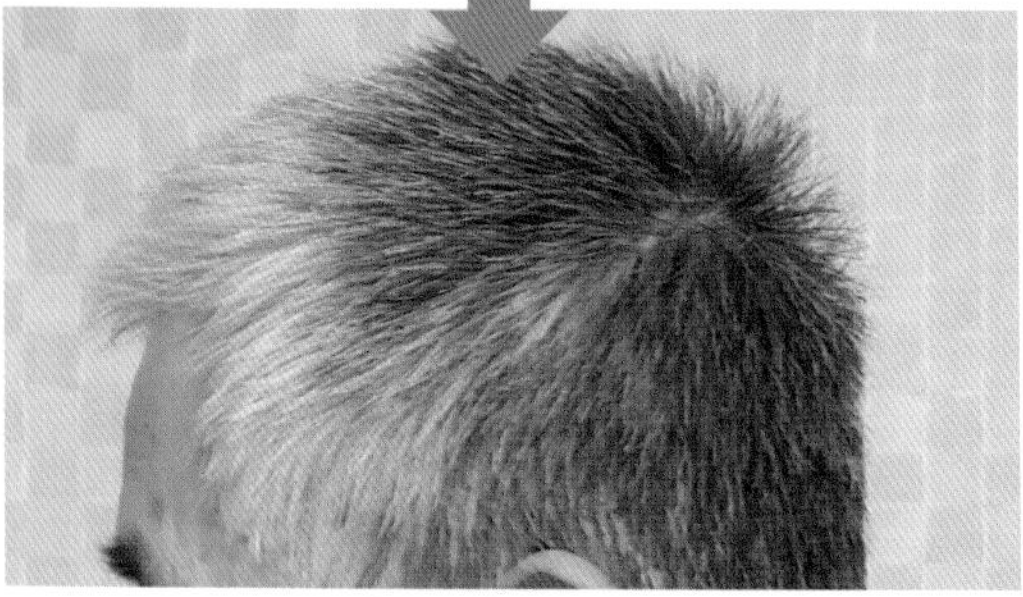

摂取後8ヵ月

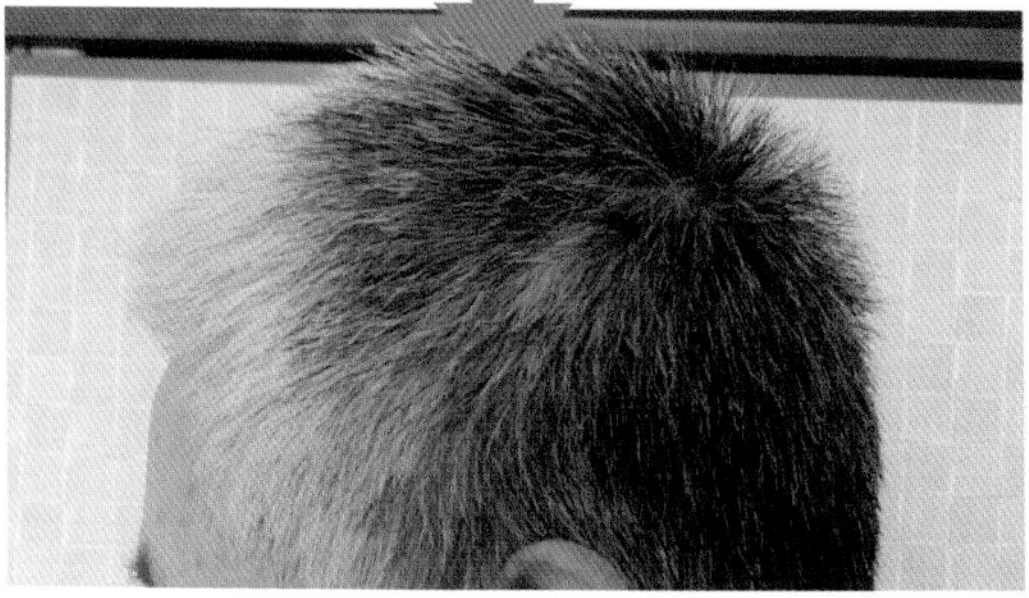

摂取後12ヵ月

水素焼成サンゴ末による白髪改善

C.S. さん（60代女性）

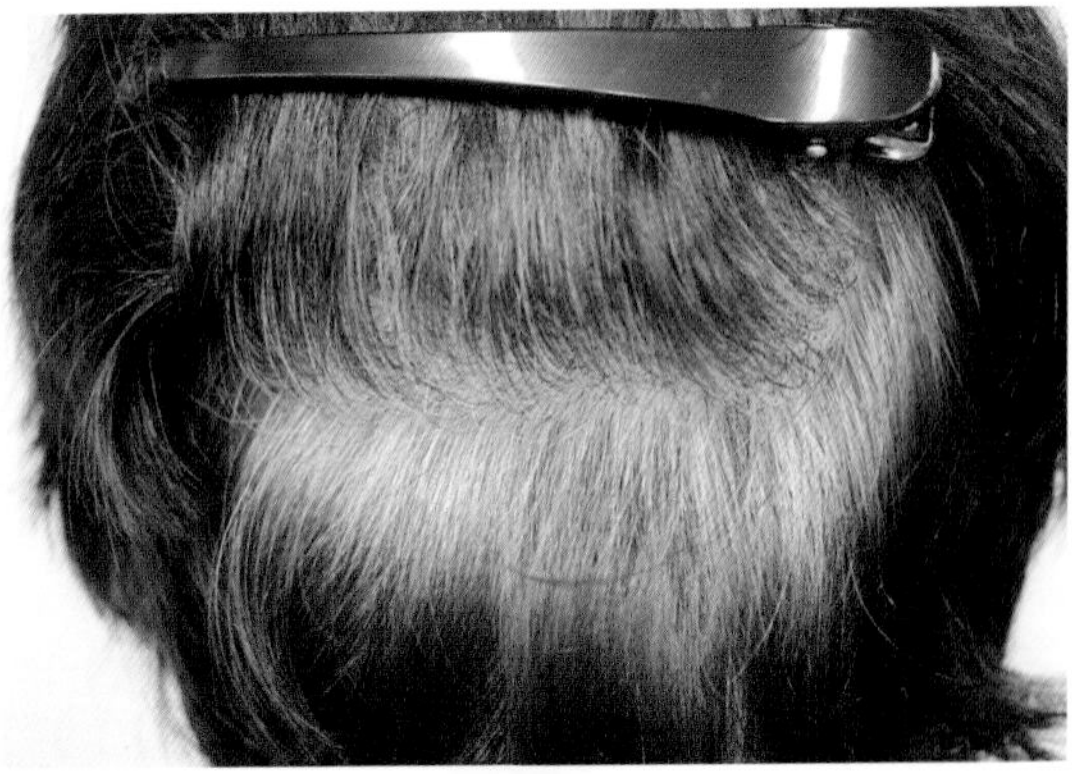

摂取前

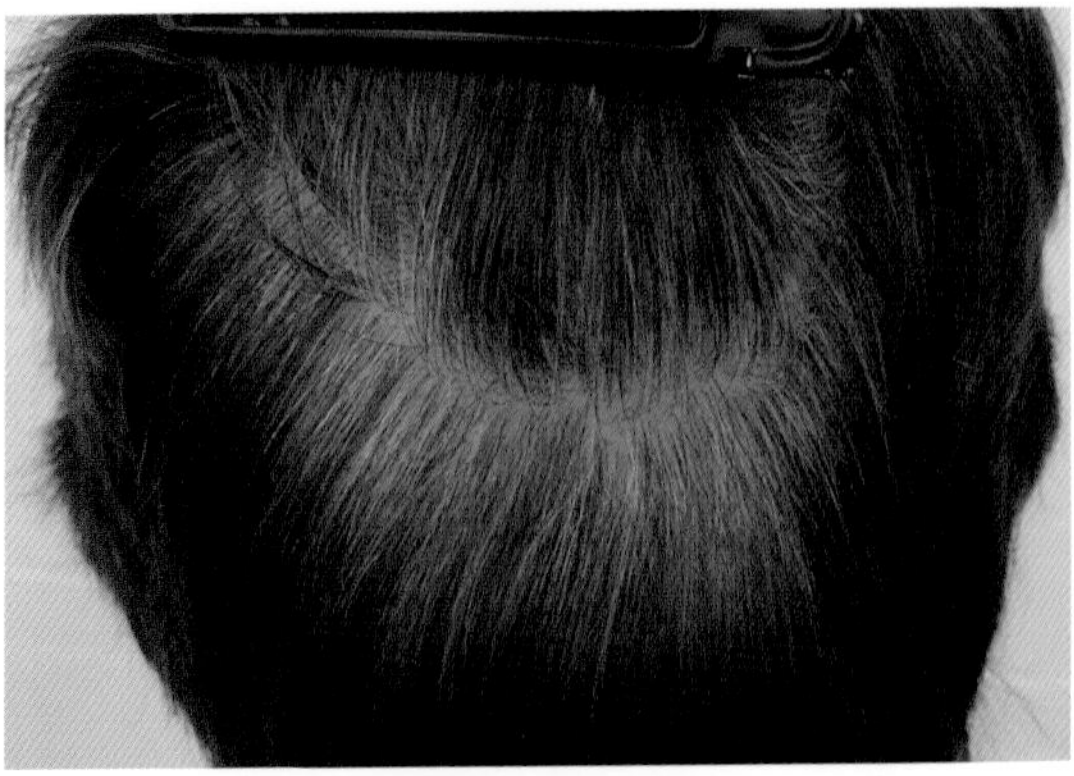

摂取後15ヵ月

水素焼成サンゴ末による白髪改善

C.S.さん（60代女性）

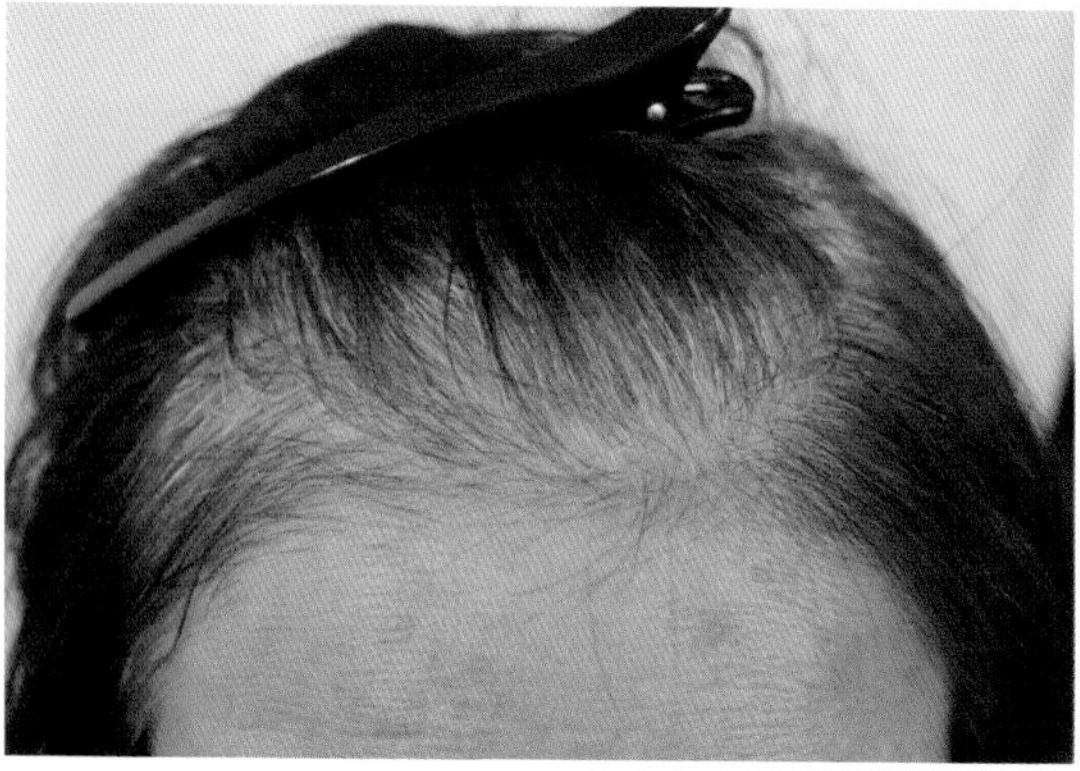

摂取前

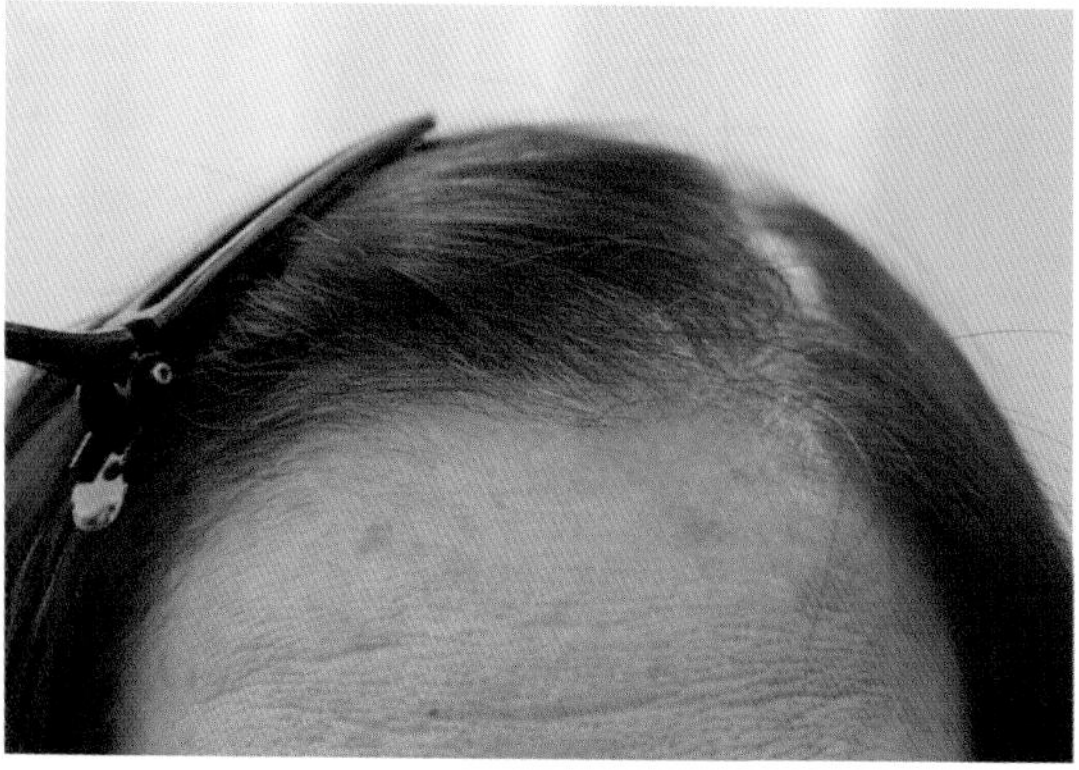

摂取後15ヵ月

水素焼成サンゴ末による白髪改善

K.Y. さん（50代男性）**の毛髪**

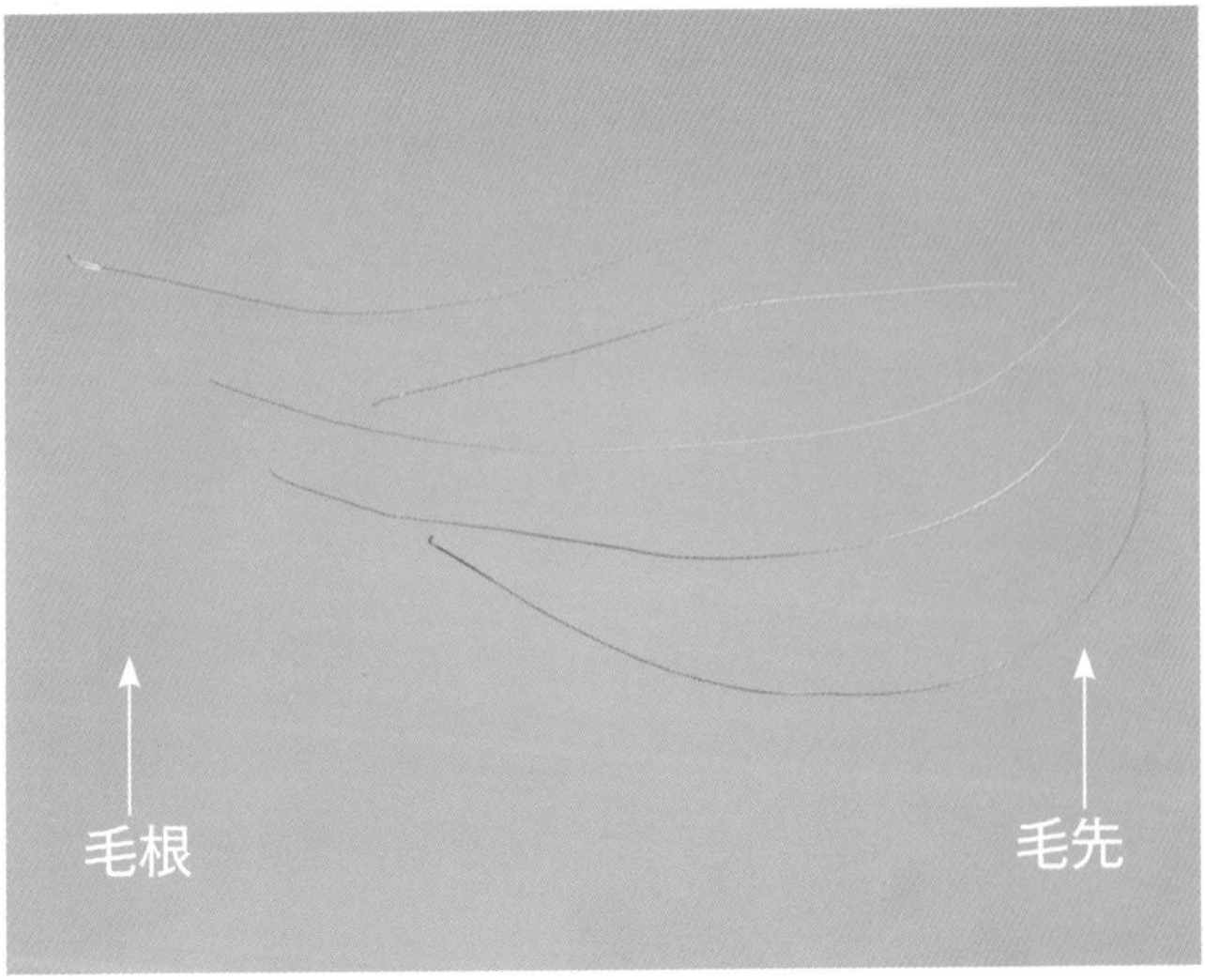

白髪が途中から根元にかけて徐々に黒色へと変わるグラデーションが確認できる。一度白髪で生えてきた髪でも根元から新たに生える部分は黒髪に生まれ変わることが可能。

愛用者の声紹介

1ヵ月ほどで髪質の変化を実感

川崎みちこさん 36歳　東京都

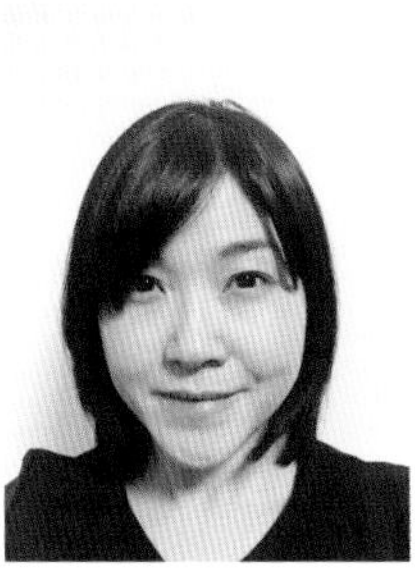

子供の頃から髪の毛が柔らかく、細いのが悩みでした。それが水素焼成サンゴ末を摂り始めて1ヵ月ほどで、髪の根元がしっかりしてきたのが分かりました。30代に入って白髪がちらほら出始めたのも気になっていましたが、髪質が変わってきたので今後黒く戻ってくれることを期待しながら摂り続けてみたいと思っています。

また、私は過敏性腸症候群のため、毎朝と言ってもよいほどお腹を下してしまう体質だったのですが、水素焼成サンゴ末を飲み始めてからは、腹痛やお腹を下すことがほとんどなくなりました。朝お腹の調子が良いと1日体調が整うので、ありがたく思っています。まずはお腹に良い変化を感じられたので、これからの髪の変化を楽しみにしています。

髪の傷みが解消して艶やかに

牧野千恵子さん 56歳 静岡県

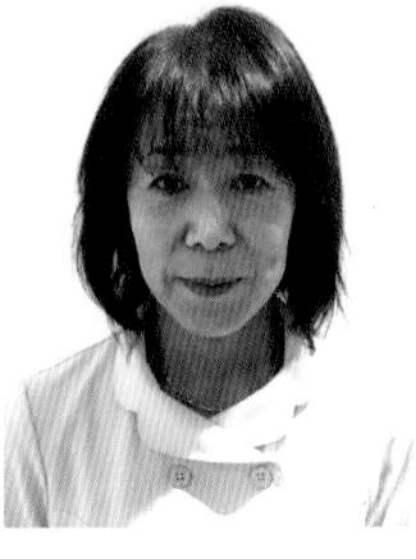

看護師の仕事柄、夜勤もあって不規則な生活になりがちです。健康維持にはとても気を遣っています。

これまで夜勤の翌日は疲れがなかなか取れないのが悩みでしたが、家族に勧められて水素焼成サンゴ末を摂り始めてからは、ハードなシフトの中でも疲れの回復が早くなったと感じています。全体的に体力が戻ってきたという実感があるんです。

白髪染めをしているとどうしても髪が傷んでしまって、パサつきが気になっていました。ところが、今では髪の芯がしっかりしてきたのを感じています。髪を染めてもダメージを受けにくくなって、全体が艶感のある仕上がりになるようになったんです。見た目に変化が現れるのは本当に嬉しいことです。

愛用者の声紹介

主人の白髪が半年で黒くなり、自身の髪も艶々に

井戸みちこさん 61歳　岐阜県

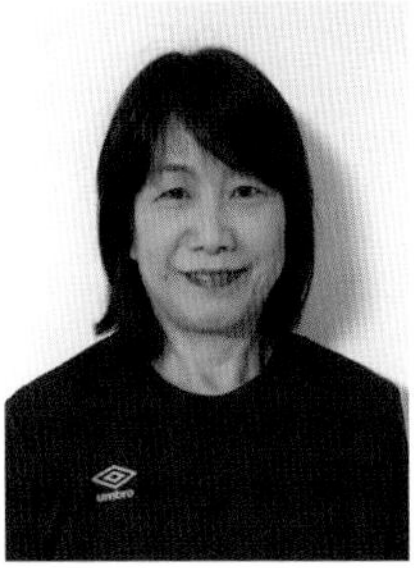

シニアの方を対象に体操やヨガのインストラクターをしています。日々の健康維持のために水素焼成サンゴ末を摂っています。

娘に勧められて始めた水素焼成サンゴ末ですが、最初は半信半疑だったというのが正直なところです。実は先に摂り始めたのは主人。そして、その白髪が半年から1年で目に見えて黒くなってきたんです。これには家族全員が驚き、私も勇んで摂り始めました。まず最初に分かったのはお通じの良さでした。体が軽くなるのも感じました。

髪については前から染めていますが、毛量も減らずに丈夫でサラサラ感を保っているかと思います。それに、最初は気づきませんでしたが、いつの間にか艶々になっていたんです。体操クラスの行く先々で、60代の私が「いつも若いわね！」なんて言われ、ちょっと恥ずかしいものの内心はウキウキですね。

第11章

美容・医療専門家も推奨

特別寄稿

「白髪でも髪質を改善して個性を生かせば、ステキな大人のカラーリングが可能です」

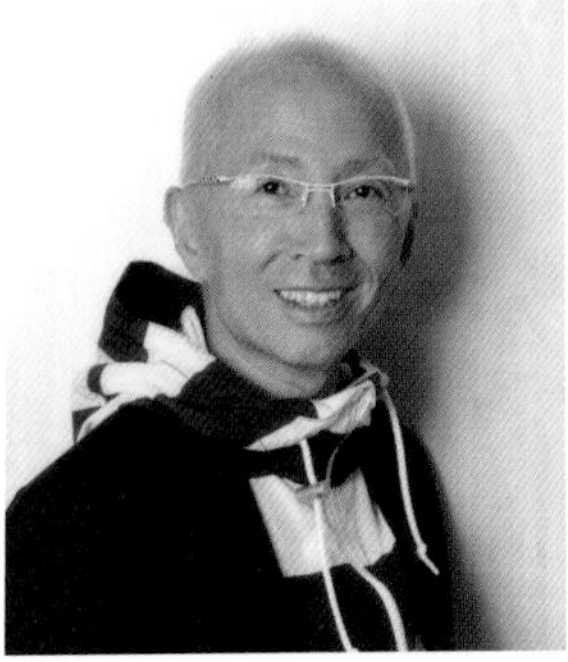

内田 昇（うちだ・のぼる）

有限会社トムアンドスージーファクトリー 会長

NPO法人全国美容週間第23代実行委員長

NPO法人JHCA日本ヘアカラー協会
2006年委員長、2010年委員長再任
「ステキな大人のヘアカラー」出版企画
（髪書房2006年）

ICDインターコワフュール（世界美容家協会）
2004日本代表ステージ

私は日本の美容界のヘアカラーをリードするNPO法人「日本ヘアカラー協会」で2006年と2010年に委員長を務めました。この団体はヘアファッションの向上によってより美しく輝かしく人生を楽しむという価値観を広めるために、ヘアカラー技術の向上や技術者の養成を行っている団体です。また、同協会にて「ステキな大人のヘアカラー」（髪書房2006年）を出版企画。その中で、グレイ世代（白髪に悩む世代）に満足していただくためのカラーリングテクニックやデザインをご紹介しました。どの場面においても「白髪」をどのように「ステキ」にするか、それが重要なテーマでした。

今は、アンチエイジングに代わって「アクティブ・エイジング」という用語が使われるようになってきました。年齢に逆らうのではなく、美しく健康的に年を重ねることが魅力的だという意識の現れです。たとえば、70歳の女性が白髪が一本もないまっ黒な髪だったらどうでしょう？不自然には映りませんか？髪は単に黒ければよい、そういうことではないのです。白髪染めにおいて、90年代頃には日本のヘアカラーは欧米諸国と比べて30年ほど遅れていると言われていました。白髪を黒でベタ塗りするという方法、それが不自然さを作っていたのです。

２００６年、50代の方がヘアカラーをする場合に自宅で染めるのではなく美容室で染める人の割合は50％未満でした。それが２０１８年には62％へと増加したのです。私は２００６年から「ステキな大人のヘアカラー」を5年間提唱し続けまし

特別寄稿

「きれいな素肌かどうかは、きれいな腸にする食べ物を選んでいるかどうか」

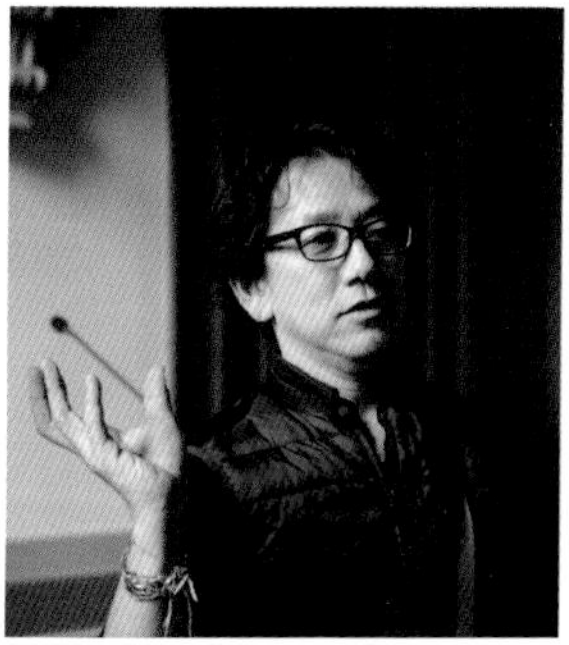

染谷 太（そめや・ふとし）

パームスヘア 代表

東京原宿、NY、小笠原諸島などに「81」ブランドのヘアサロンを展開

パリコレクション、NYコレクション、東京コレクション等のヘアメイク
ハリウッド界のヘアメイク

私は東京－パリ－NYを行き来する生活を長年続けているため、時差ボケがつきものでした。そして約10年ほど前、過労から体もヘトヘトになって、医師からも交感神経が乱れていると言われた時期に「水素焼成サンゴ末」に出会いました。摂取し始めてすぐに気づいたのは、よく眠れるようになったこと。そして朝すっきり起きられるようになったことです。時差ボケも軽くなって、とにかく疲れに

くくなりました。さらに、腸の調子が良くなったというのも分かりやすい変化でした。水素焼成サンゴ末を愛用して10年ほどになりますが、今ではどの国にいても自分のパフォーマンスを最大限発揮できるよう、体調を整えるために欠かすことができなくなっています。10年前よりも今のほうが若々しく元気に見えるようで、周りから「いつも健康そうだね！肌艶が良いよね！」と言われるんです。

国内外のコレクションでヘアメイクの仕事をする中で、私はさまざまなモデルさんの肌を見てきました。実はきれいな肌のモデルさんは、高級な化粧品を使っているわけではなく、食事の内容がシンプルなんです。体調管理や体形維持はモデルさんの仕事の一部ですから当たり前かもしれません。また、寒暖差のある地域のモデルさんはひときわ肌のキメが細かくなめらかだと言えます。気温・湿度の急激な変化や紫外線から体を守るために皮膚の層が厚くなるため、肌に弾力があって炎症が少ないのです。このような美肌は化粧品で手に入れられるものではありません。

ヘアメイクにおいて、ファンデーションを塗る前に化粧水と乳液をしっかり叩き込むというプロセスがあります。長時間メイクを持続させるために、肌の表面をエマルジョン化（乳化）し、内側から水分や油分を出させないようにするのです。こうしたテクニックによって、ファッションショーなどで求められる一時的な美しさを実現することはできます。しかし、結局はベースとなる潤った美肌には、高級な化粧品よりも地産地消の食材や加工の少ないシンプルな食材がベストだと思うのです。

もう一つの美しさの要素に「自然美」というものがあります。実はこの自然美というのが一番むずかしい。私は自然美は造るものだと考えています。たとえば、「自然な素肌」は何も手入れしていない肌のことではなく、自然に見えるように造るものです。手を加えない髪は自然体だから自然美かというとそうではなく、髪もナチュラルな仕上がりになるように造っていくものだと思います。今、グレイヘアという選択肢をする方も少なからずいらっしゃいますが、ただ白髪を染めないのか、グレイヘアをファッションとしてとらえて化粧や洋服のコーディネートも含めて造っていくのかで違いますよね。

健康というのも自分で意識して造るものだと思います。そのためにもっとも気を付けたいのが体に入れる食べ物でしょう。私も日ごろ、自身の経験から美容室のお客様に腸の重要性をお伝えしています。腸の話をするといつもすごく盛り上がってしまい、いまや誰しもが関心を持つトピックだと感じています。

腸内細菌というと興味深い話を聞いたことがあります。日本人が世界中で賢いと言われ、学問やスポーツの幅広い分野において優秀だと言われるのには、日本人の腸内細菌が優良であることが理由にあるという説です。実際、日本人の感性や技術、文化や慣習は、海外の行く先々で高い評価をされていると感じています。

私自身、腸の調子の良さを実感した水素焼成サンゴ末ですが、当美容室のお客様にも摂取していただいています。とくにスポーツを楽しみたい方には必ずお勧めしています。スポーツは適度であれば体に良いですが、やりすぎると活性酸素が過剰に発生して一気に老けてしまうと言われます。そして、それはすぐに肌にシミやシワとなって現れます。さらに白髪も早く出始めます。酸化してしまった細胞をもとに戻すのは大変なことです。酸化する前に対策をしたいものです。

少し話が変わりますが、私は5歳からモータースポーツをしていて、レーシングカーやモトクロスバイクなど数多くの大会に出場してきました。家業の美容師の仕事を継ぐことを選んで、レースから離れた時期もあったのですが、もう一度始めたのです。少し自慢になってしまいますが、再開して最初に出た大会で優勝してしまい、そこからまた面白さを感じてきました。日ごろ鈍ってしまっている感性が、スピードの中で自分と向かい合うことで研ぎ澄まされる感覚がするのです。好きなことをとことん追及して挑戦できるのも、健康と若い気持ちがあってこそだと思っています。

PERMS HAIR（パームスヘア）
http://www.perms-hair.com

PERMS LUXE（パームスリュクス）
東京都渋谷区神宮前６丁目
会員制
TEL 03-5464-8577

81 Harajuku（原宿）
東京都渋谷区神宮前６-25-8
神宮前コーポラス 1406
TEL 03-3409-7558

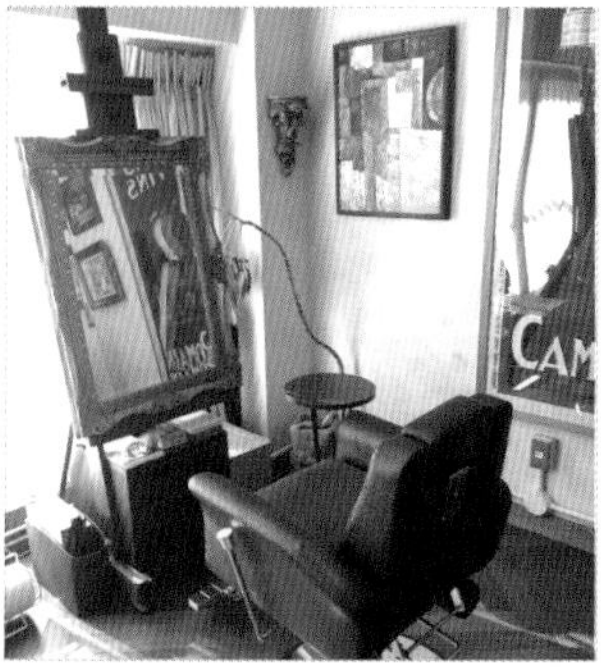

81 New York
39 W 56th Street, New York,
NY 10019, USA
TEL +1-646-649-5324

81 Chichijima（父島）
東京都小笠原村父島字奥村9番地
TEL 04998-2-2388

PERMS Moriya（守谷）
茨城県守谷市本町 379
TEL 0297-45-8345

PERMS Kashiwa（柏）
千葉県柏市名戸ヶ谷 888-1
PAZ 新柏２Ｆ
TEL 0471-62-6575

PERMS Matsudo（松戸）
千葉県松戸市六実 4-5-1
石原ビル１Ｆ
TEL 047-704-5123

81 New York

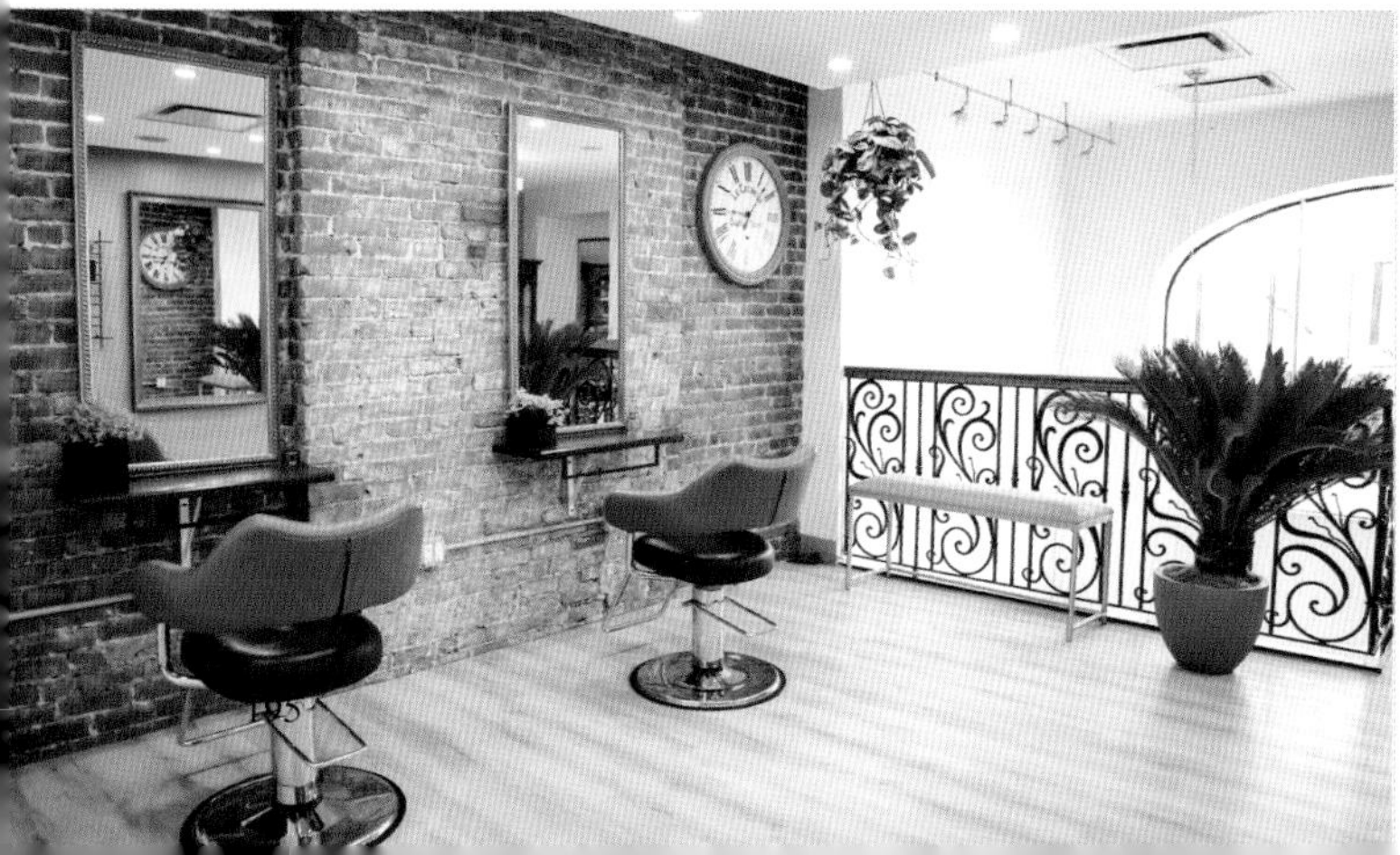

特別寄稿

「髪質は頭皮の健康状態で決まる 大人の女性が取り組むべきは『インナービューティー』」

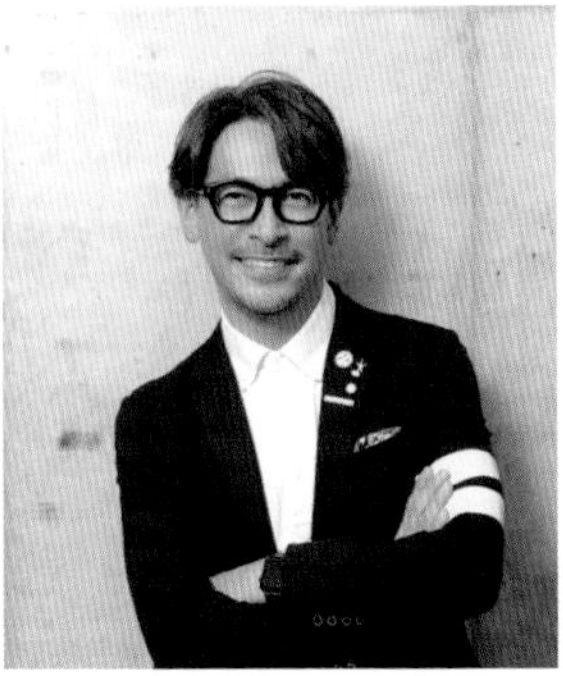

木下 裕章（きのした・ひろあき）

KINOSHITA GAIEN EAST STREET 代表
（明治27年創業 五代目）

全国での講師活動

アジア人初のアメリカンオールスターズ
（全米認定講師）

アメリカ国内のコレクションでも
ヘアメイクを担当

NPO法人全国美容週間 第39代実行委員長

ICDインターコワフュール（世界美容家協会）会員

美容師という職業は華やかに見える一方、一日中立ち仕事で、食事の時間も不規則と、ハードな職業です。そんなことで、当美容室は社員の体調管理の手助けができるよう努めています。外部講師を招いて社内で食育セミナーを行ったり、寮に入居している社員に忙しい週末には手料理を提供したりと、できる限りの工夫をしています。実際に、食事に気をつけている社員は体調を崩しにくいことはもちろん、手荒れもしにくいということが言えるのです。

美容業界において美容師の手荒れは大変深刻な問題です。手荒れが理由で大好きな美容師の仕事を辞めざるを得ない人も多く、それは本人にとっても美容室にとっても非常に残念なことです。当美容室でも手荒れで悩む社員が何人かおりました。ステロイドや保湿クリームを使用してもその場しのぎでしかなく、根本的な改善にはなりませんでした。そこで紹介を受けたのが「水素焼成サンゴ末」でした。すると、これまで何をしても治らなかった手荒れが、水素焼成サンゴ末を飲み始めて3～4週間ほどできれいに改善されたのです。これには驚きました。体の内側が大切だと改めて認識しました。

お客様から髪に対して多くの相談を受けます。ただし、すでに生えてしまった髪の質をもう一度蘇らせるというのは、いくら優秀な技術を持った美容師でも無理な話です。高価なトリートメント剤で髪の表面を艶が出るように見せることは可能ですが、髪の深部を修復しているわけではないのです。つまり、美しい髪を手に入れるには、生える前、すなわち頭皮を健康に保つことを大切にして頂きたいのです。髪そのものの素材が良い状態であれば、手を加えなくても美しいからです。反対に素材がダメージを受けている状態ならば、手入れしてあげるしかありません。

頭皮の健康状態は色で分かります。健康な頭皮は青みがかっています。顔の肌の色と同じというのは、地肌の層が薄くなっているということです。一方、黄色の頭皮は肌で言うと肌荒れ状態、赤色は炎症状態です。黄色や赤みのある頭皮は、過酸化皮質が発生して毛根にダメージを与えている状態です。頭皮は体の中でもとくに細胞分裂が盛んな部位です。この細胞たちを常に健康で活発な状態に保つには、体の内側からアプローチすること、つまりインナーケアが必要になってきます。細胞の敵である活性酸素を撃退してくれる水素焼成サンゴ末は、インナーケアの選択肢として私もお勧めしたいと思っています。髪質は頭皮そして毛母細胞の状態で変わりますからね。

水素焼成サンゴ末によって、白髪、パサつき、うねりなどが改善され、ハリ・コシ・艶が戻ってくるでしょう。

髪を美しく見せるパーマやカラーは一方で髪の傷みの原因でもあります。正直にお話ししますと、カラーをすればするほど白髪が増えます。パーマをすればするほど髪はうねってきます。カラーやパーマが髪の老化を早めてしまうのです。ここに大きな葛藤が生まれます。髪を傷めるからと、白髪染めやパーマをせずに生活するというのは、文化的な観点でも精神的な観点でも豊かとは言えません。身だしなみはマナーであり文化です。髪型に自信を持てずに暮らしていくことは心身が健康とは言えないと思います。おしゃれを楽しむことは、とくに女性の人生にとって不可欠な要素です。ですから、白髪とはうまく付き合っていくことが大切です。美容師はあらゆるライフステージのお客様に、それぞれの価値を与えていく仕事だと思っています。

当美容室では、頭皮環境の改善の一つとしてヘッドスパを取り入れています。血行促進やリラックス効果によって、全身の疲労回復につながるだけでなく、お顔のリフトアップ効果も期待できると人気です。そして、自律神経が副交感神経優位に切り替わるため、ヘッドスパを受けられるお客様のほとんどが施術中に眠ってしまうのです。自分自身を労り、精神的なストレスを軽減することも、活性酸素を増やさないために重要なポイントなのです。

私も講師活動で全国を回っていますから、毎日が体力勝負で睡眠や食事も乱れがちです。そんな中、水素焼成サンゴ末を摂ることで、多忙なスケジュールの中でも活性酸素に負けない体にくわえて髪や肌のハリ・艶も維持できていると思っています。

KINOSHITA GAIEN EAST STREET

（キノシタ ガイエン イースト ストリート）

http://www.kinoshita1894.com

本店
東京都新宿区左門町 15-7
TEL 03-3357-3868

四谷三丁目店
東京都新宿区四谷 3-11
TEL 03-3357-6610

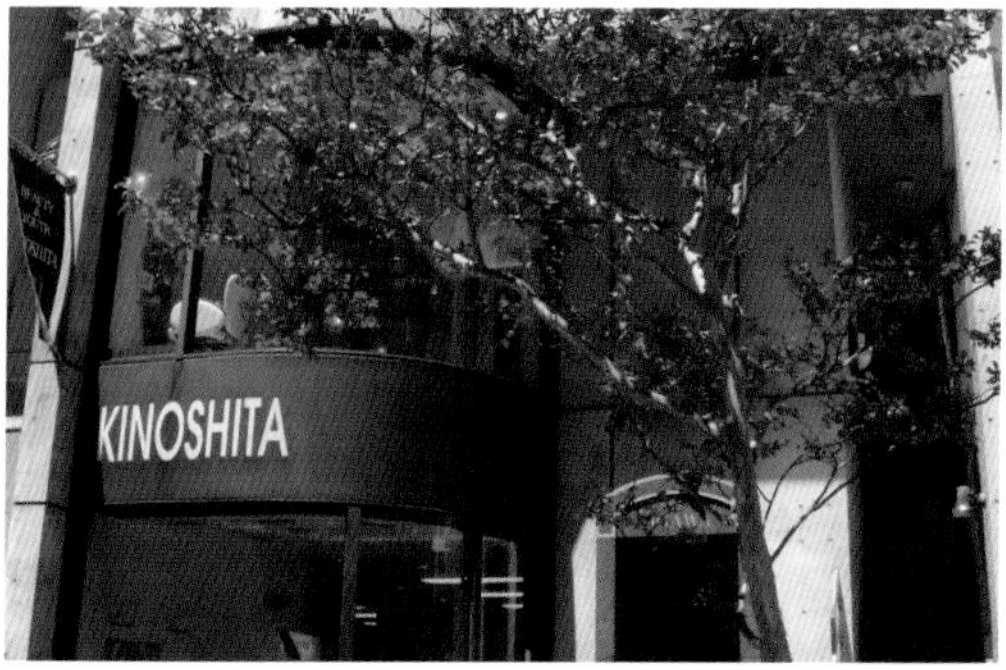

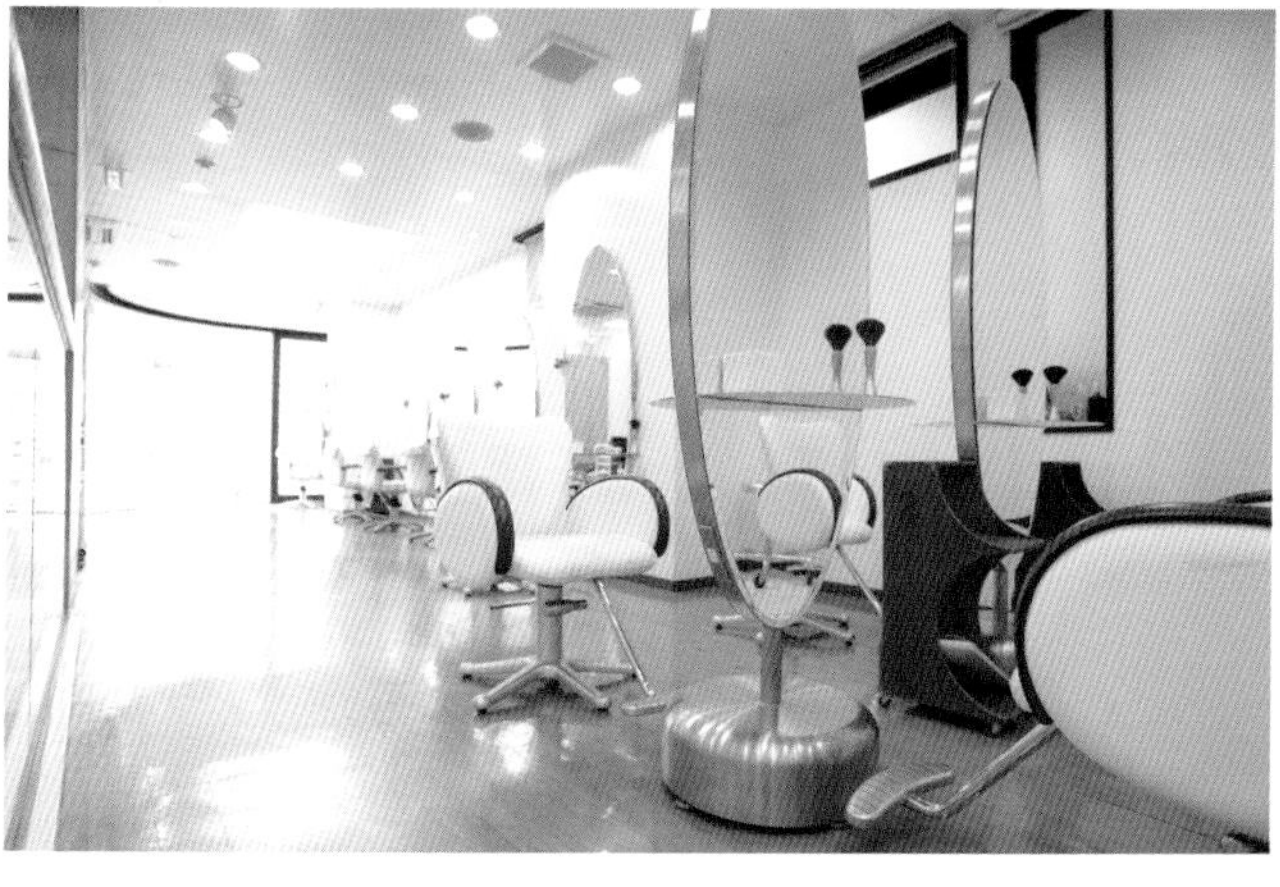

特別寄稿

「体への負担がない水素焼成サンゴ末の頭皮改善・育毛法が魅力」

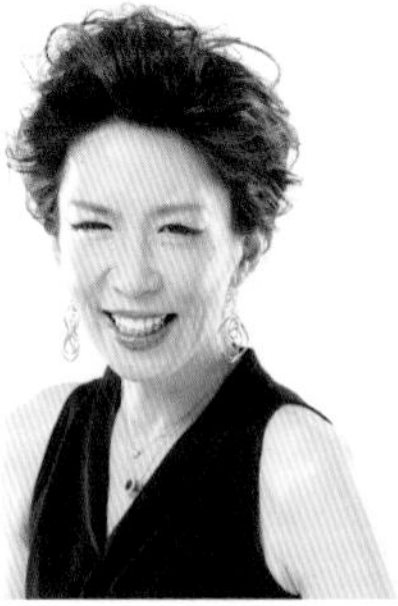

長谷川浩美（はせがわ・ひろみ）

株式会社マジェスティ代表

銀座オズクリニック（発毛育毛専門）事務長

10,000人以上の施術経験を持つ。

FMラジオ番組でも「ヘアケアお悩みコーナー」を長年担当し、女性リスナーから絶大な人気を誇る。

当クリニックでは、患者様に身体的にも費用的にもご負担をかけたくないという想いから、患者様とじっくりご相談することで治療方針を決めております。

そして、そのためにも患者様のお体にとってより自然なアプローチによる発毛・育毛方法をご提案したいと願い、それを可能にする化粧品や食品を探し求めておりました。

そんな中、「水素焼成サン

ゴ末」を患者さんにお勧めしたいと思った最大の理由は「食品であること」と「デトックスが期待できること」でした。余計なものを外に出すことで、重金属の排出、ホルモンバランスの改善、血行不良の改善、細胞の代謝向上などにつながります。こうした効果を持つデトックスによって毛母細胞の代謝を上げることができれば、毛髪の成長を促すことができます。他でもない患者様ご自身のお力で根本的な頭皮の改善ができるというわけです。

食事を変える、運動する、ストレスを溜めないなどの「抜毛薄毛の原因となる生活習慣を変えましょう」とよく言われますが、正直それが実行できる方はほとんどいらっしゃいません。なんせ私自身だってできていないんですから（笑）。このように現状の生活習慣を変えられないからこそ、「水素焼成サンゴ末」を摂取して頂きたいと願っている次第です。

女性の薄毛もさまざまです。「女性型脱毛症」（FAGA）は女性の後天性脱毛症の中でももっとも多いタイプです。抜け毛の後に生える毛髪が軟毛になり、かつそれぞれの毛髪が細毛化して薄毛になっていくという症状です。そして、脱毛が進行するに従ってだんだん毛穴の密度も粗くなって頭皮が透けて見えるようになります。

一方、「円形脱毛症」は、頭部の一箇所または数カ所に円形の脱毛巣ができるものと、頭全体がスダレのようになってしまう「びまん性円形脱毛症」とがあります。単発の箇所に限っては一時的な脱毛であることが多いので自然に治るケースもありますが、数カ所に脱毛箇所がある場合は悪化して深刻な事態になってしまう方が多いといえます。

また、「脂漏《しろう》性脱毛症」という薄毛には複数の症状がありますが、一般的に認知されている症状は皮脂が過剰に生産されて毛穴に汚れがたまり、頭皮に炎症が起こることで、毛髪を支える固着力が低下して脱毛するという症状です。さらに、皮脂の過剰とは反対に、頭皮の乾燥によって起こる脱毛症の方も多くいらっしゃいます。

いずれの脱毛症状であってもご自身でしかできない「排泄」や「デトックス」を行っていただくことが、頭皮の改善につながる大切なポイントだと言えるでしょう。

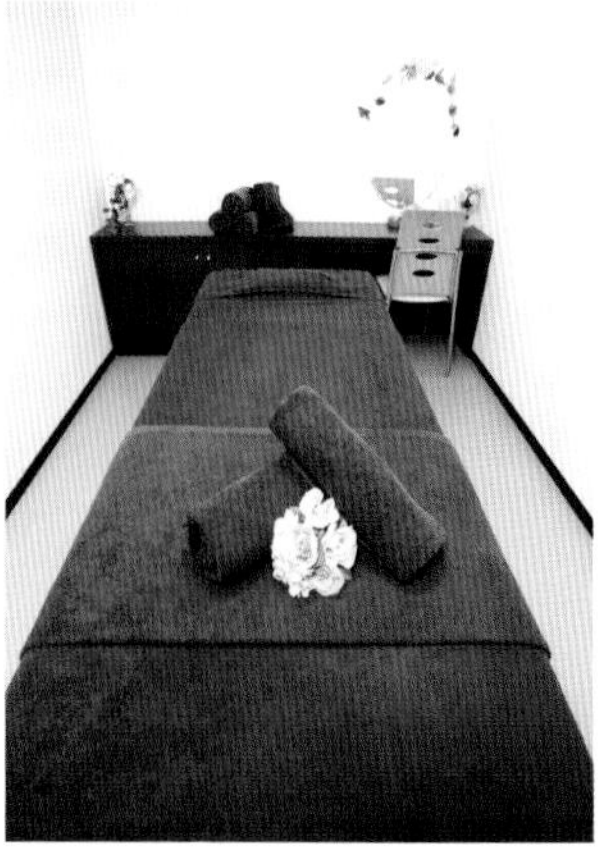

銀座オズクリニック

東京都中央区銀座 8-15-5
CRYSTAL SQUARE GINZA2　2F
https://www.ginza-oz.com/

INDICE BEAUTE
（アンディス ボーテ）

新潟県新潟市中央区西堀通
7 番町 1555
日生第 5 ビル 2F
TEL 025-224-5771
https://www.indice-beaute.com

le・VOGUE（ルヴォーグ）

新潟県新潟市中央区川端町 6-53
ホテルオークラ新潟 6F
TEL 0120-80-4500
https://www.levogue.info/

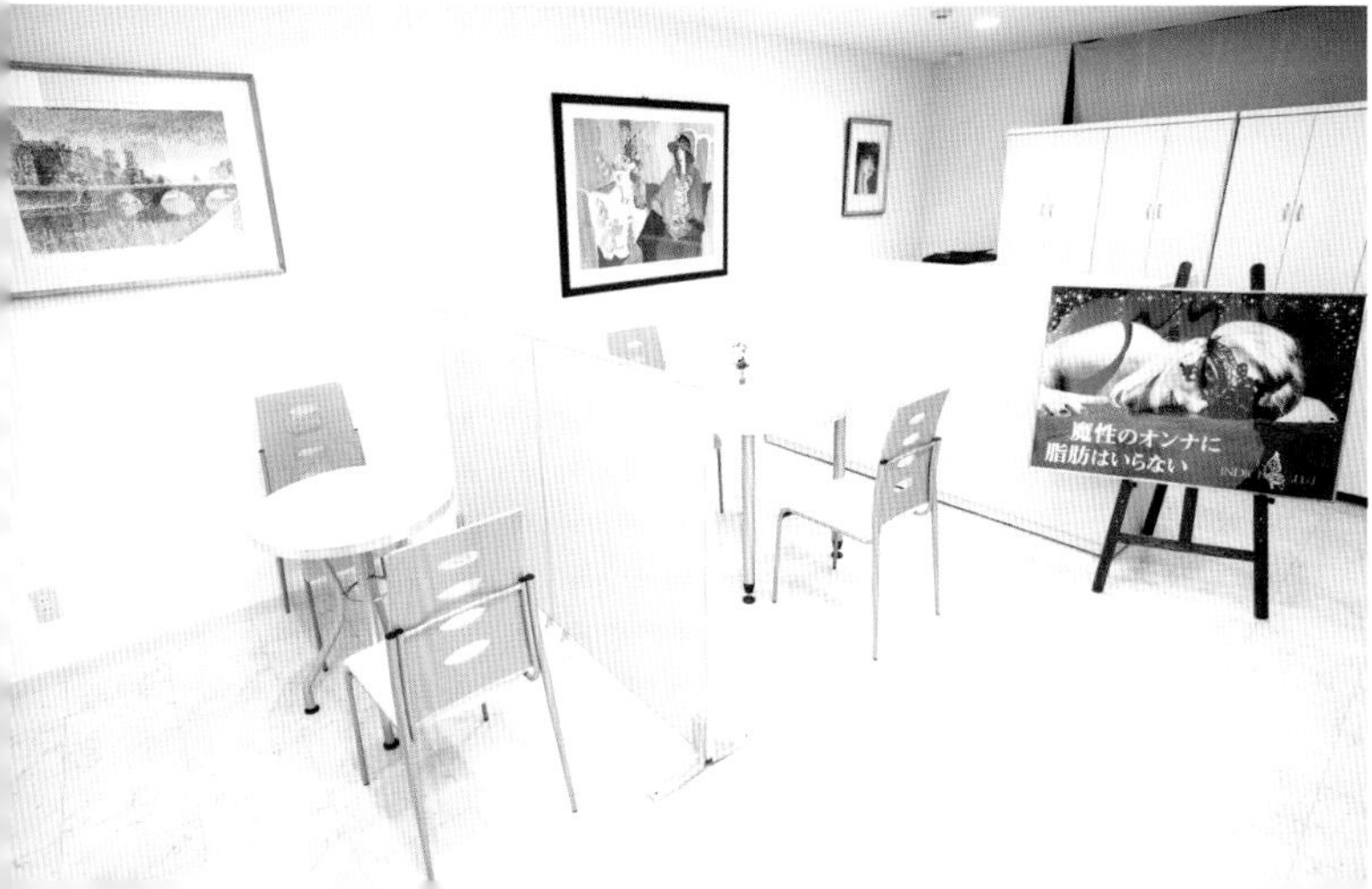

特別寄稿

「これから生えてくる髪は
変えられる！
薄毛や白髪は遺伝だと諦めないで！」

田村 マナ

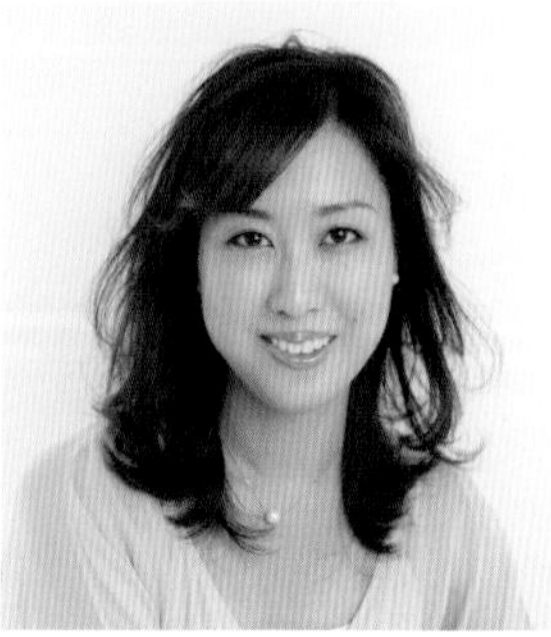

田村マナ美髪研究所 代表

美髪アドバイザー

社団法人日本毛髪科学協会認定
毛髪診断士

日本スカルプメイクアップ
アカデミー認定

ビューティーセラピスト

日本臨床毛髪学会 会員

主な著書
「大人の「品」は艶髪で作られる」（ワニブックス）
「38 歳からはじめたいリカバリー美容辞典」（朝日新聞出版）
「頭皮ケアで始める美髪バイブル」（講談社）

国際線客室乗務員時代に肌や髪のトラブルに悩まされたことをきっかけに基礎化粧品ブランドを立ち上げ、現在は美髪アドバイザーとして講演や TV 出演、雑誌、WEB メディア等多方面で活動中。

私は毛髪診断士として、これまでに1万5000人以上の髪の悩みをお持ちの方々とお会いしてきました。

しかし、私自身も髪の悩みがまったくなかったというわけではありません。子供のころから髪が細く、20代では客室乗務員というハードな仕事がら不規則な生活が続き、髪の艶やコシが衰えて、あげくは突然髪が抜け始めるという体験もしています。

それを契機に始めたのが毛髪や健康についての勉強でした。それはもう必死。美容の世界へ飛び込むと同時に生活習慣をすべて見直したのです。おかげで現在40代半ばを迎えていますが白髪1本なく、これまでのケアの成果と自負しています。本書に紹介されている「水素焼成サンゴ末」を10年ほど愛用していますが、そのおかげもあると感じています。

カウンセリングで相談者様からお話を伺うと、抜け毛や白髪は「年齢や遺伝だから仕方がない」と最初から諦めておられる方がほとんどです。しかし、肌や髪は遺伝子の影響が4分の1、食事や運動などの環境因子が4分の3だと言われます。環境や生活習慣の影響の方がずっと大きいのです。

「分け目白髪」は紫外線のダメージ、一方「生え際白髪」は精神的ストレスが大きく関係しています。そして、どちらにも共通するのが細胞が傷ついているということ。紫外線や精神的ストレスから活性酸素が過剰発生して色素細胞にダメージを与えることで、色素細胞の活動が衰えて髪に色を付けなくなるのです。

一般的に白髪は水分量が低下するのにくわえて頭皮の弾力も失われているため、ゴワつきがちです。また頭皮の皮脂が酸化した場合は、黄ばんだ白髪になります。ひとからげに白髪と言っても、艶やコシや透明感のある白髪もあれば、傷んだ白髪もあるのです。カラーを楽しむにしても、グレイヘアを楽しむにしても、髪の状態によって印象の差は歴然です。

私はブラッシングや頭皮マッサージの仕方、シャンプーの選び方など、相談者様にお手入れ方法もお伝えしていますが、その中で必ずお話するのは「食」の大切さです。薄毛で悩まれている方のほとんどが、食生活が乱れていたり、〇〇が体に良いからとそればかり食べているという偏った食事をされているのです。

「食」を見直すことで、生えてくる髪は驚くほど変化します。実際そういう方々の実例を多く目にしてきました。具体的な見直し法としては、「ミネラルを積極的に摂ること」と「腸内細菌バランスを良くすること」です。

髪の材料であるタンパク質をいくら摂っても、ミネラルが不足していると、それを髪の主成分であるケラチンに作り変えることができません。マグネシウム・カルシウム・リン・鉄・銅・亜鉛などの13種類のミネラルは、厚生労働省によって「抜け毛予防・薄毛改善に効果的」とされています。昔から「わかめで髪が増える！」と言われてきたのは、わかめに含まれる豊富なミネラルが髪に良いという事実があったからなのです。水素焼成サンゴ末には、カルシウムやマグネシウムなどのミネラルがバランスよく含まれています。

くわえて、腸内環境が良くないと、せっかく食事で摂った栄養素をきちんと消化吸収することができないことも要注意ポイントの一つです。

角質や爪と同じように髪もすでに死んだ細胞です。生えてしまった髪はいくらケアしても残念ながら髪質が劇的に改善することはありません。一方、生きている細胞の状態を良くしてあげることは今からでも可能です。

育毛外来のお医者様の話でも、髪のトラブルにはたいてい体の不調が伴っているといいます。言い換えると、体の不調が髪に現れているということです。薄毛の治療においても、頭皮ケアと同時に生活指導や栄養療法を行わないと良い結果が出ないとお聞きしました。

髪はエイジングがダイレクトに目で見える形で現れるパーツです。大人の品、かわいげ、美しさは髪によって醸し出される。大人がもっとも手をかけるべきは「顔よりむしろ髪」と常日頃お伝えしている所以《ゆえん》です。

特別寄稿

「健康な心と体、研ぎ澄まされた五感によってこそ、影響力あるデザインを体現できる」

本田 誠一

（ほんだ・せいいち）

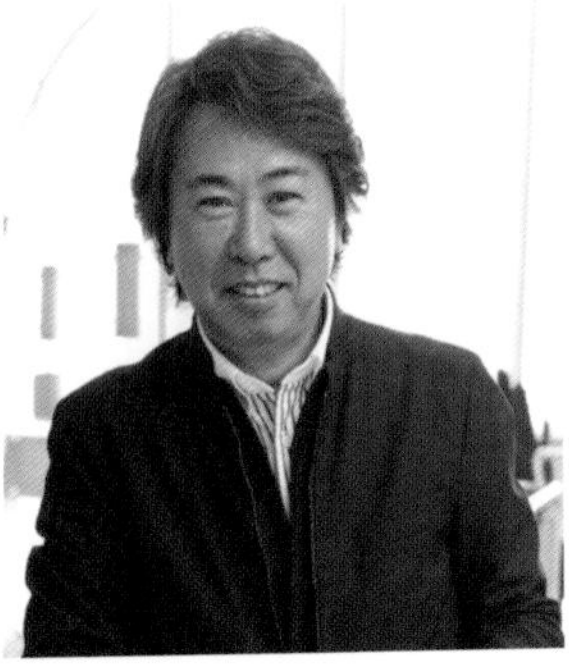

HONDAグループ 代表取締役社長 CEO
1958年創業
神奈川県内にトータルビューティーサロンを7店舗展開

1967年に渡英し本場のヘアカットを修行
レディースカットの全国大会で優勝、
日本代表として世界大会にも出場
トレーナーとしても日本代表を完全勝利に導く
全国の専門学校で講師活動、各種団体のセミナー活動を行なう

2010年　神奈川県知事表彰 神奈川県卓越技能者「技の達人」
2011年　厚生労働大臣表彰 卓越技能章「現代の名工」
2013年　内閣府より黄綬褒章を授章

大和商工会議所副会頭
大和ロータリークラブ会員

私どもHONDAグループは、現在神奈川県内にトータルビューティーサロンを7店舗展開しております。なかでも特に設計にこだわった大和市本店は、スペイン調のタイル壁画を背景に、開放感あふれる吹き抜けから太陽の光がたっぷりと降り注ぐ店内を実現。あたかもリゾートにいるかのような気分でお客様にリラックスしながらエネルギーを補充して頂きたいという想いを込めました。

私はお客様を幸せにするには自らが健康でなくてはならないという意識から、体や精神にとってプラスになることはなんでも積極的に取り入れたいと考えています。健康食品やサプリメントについても常に良質なものを模索し、これまで多くを試してきましたが、その中で幸いにも「水素サンゴ」に出会うことができました。さっそく試してみると、摂取後たった数日で疲れにくさや腸の働きの改善などを確実に実感することができた数少ない製品の一つとなりました。

私は過去40年にわたって、体と心を整えるために朝晩、気功の呼吸法を取り入れたストレッチを習慣にしてきましたが、水素サンゴも体と心を整える習慣の一つとして大活躍してくれています。日ごろから健康管理に気を遣っているとはいえ、長時間の仕事で無理をしたり、食事も不摂生になってしまうこともときには避けられません。しかし、水素サンゴを摂っていると、顔や体のむくみ、お腹のハリなどが解消しやすく、早く元の体に戻れることを実感しています。くわえて、スポーツをする際のミネラル補給手段としても最適のサプリだと思います。

実は最近では自身の髪についてもコシや艶が戻って、量も次第に増えてきているようです。周囲が「ウィッグじゃないの」と噂するほど目立っているらしく、嬉しいかぎりです。

体調管理の話に戻りますが、ひと昔前は「元気がないときはたくさん食べて栄養を摂ればすぐに回復するさ」などとよく言っていたものです。しかし、健康への理解が進むにつれて、体調が悪いときは胃腸を休ませることが本来の回復法だということが今では常識になってきました。体の感覚が麻痺していたために、食べ過ぎなど体が本来要求していないことをしてしまっていたのです。一方、水素サンゴを摂ってやれば、胃腸が整って体は余計なものを欲しがりません。

さらに、胃腸が正常に働いてくれることで、身体面だけでなく精神面も整ってきて、体はもちろん心にも気が満ちるのを感じ、体のためになるサプリメントが心のためにもなることを体感することができました。

また、長きにわたって美容師という仕事にかかわってきた中で、技術は修練で上手くなることはできるが、デザインは修練を積むだけでは会得できず、「感じる」ものだということを確信するようになりました。デザインは自らの五感を使って想いをこめて体現するものであるとともに、人々によき影響を与えるものでなければなりません。体が健康で心にゆとりがなければ、感覚を研ぎ澄ませることはできませんし、施術によってお客様を美しくしたり、喜びや潤いを感じていただいたりするのは不可能です。くわえて「美」を提供する仕事にかかわる以上、私自身も美の見本となれるように努力しなければなりません。

「いつまでも美しさ、若々しさを保ちたい」は人類共通のテーマで、近年の医療や美容の進歩は目覚ましいものがあります。当グループにおいてもお客様の美と若さのためのご奉仕はもちろん、「美」の仕事にかかわるスタッフや私自身もこれまで以上に美の見本となれるよう努力を続けてまいりたいと思っております。

さらに、これらの取り組みの一環として、マイナス要因が多いこのストレス社会において体と心を整えるための手軽で有効な手段である水素サンゴをさまざまな用途で活用していくつもりです。

当ＨＯＮＤＡグループは、長年にわたってご利用いただくお客様方のご厚意に支えられております。ありがたいことにお子様のうちから「ＨＯＮＤＡカットを」と一家お揃いでご来店いただくことも多く、フロアはもちろんキッズルームも常に賑わいを見せるなど、感謝の言葉もありません。

今後とも地域社会の皆さまに理美容の業を通じて微力ながらも全力で貢献していきたいとスタッフ一同心から願っている次第です。

HONDA PREMIER HAIR

（ホンダプレミアヘアー）

https://honda-phi.com/

ホンダプレミアヘアー 大和店
神奈川県大和市上草柳 2-1-15
TEL 046-263-3855

ホンダプレミアヘアー　鶴間店
神奈川県大和市鶴間 2-11-27
TEL 046-274-1038

ホンダプレミアヘアー 緑園都市店
神奈川県横浜市泉区緑園 1-1-16
オベリスク 2F
TEL 045-812-6907

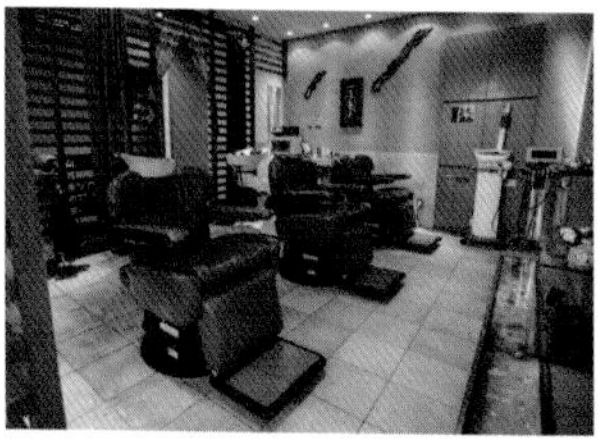

ホンダプレミアヘアー
桜ヶ丘店
神奈川県大和市福田 2-3-18
ガナドール 1F
TEL 046-268-5670

HONDA AVEDA 辻堂店
神奈川県藤沢市辻堂神台 1-3-1
テラスモール湘南 1F
TEL 046-638-2410

HONDA AVEDA 二俣川店
神奈川県横浜市旭区二俣川 2-91-7
ジョイナステラス2 4F
TEL 045-360-5538

BOND HONDA
神奈川県大和市大和南 1-8-1
YAMATO 文化森 2F
TEL 046-264-3839

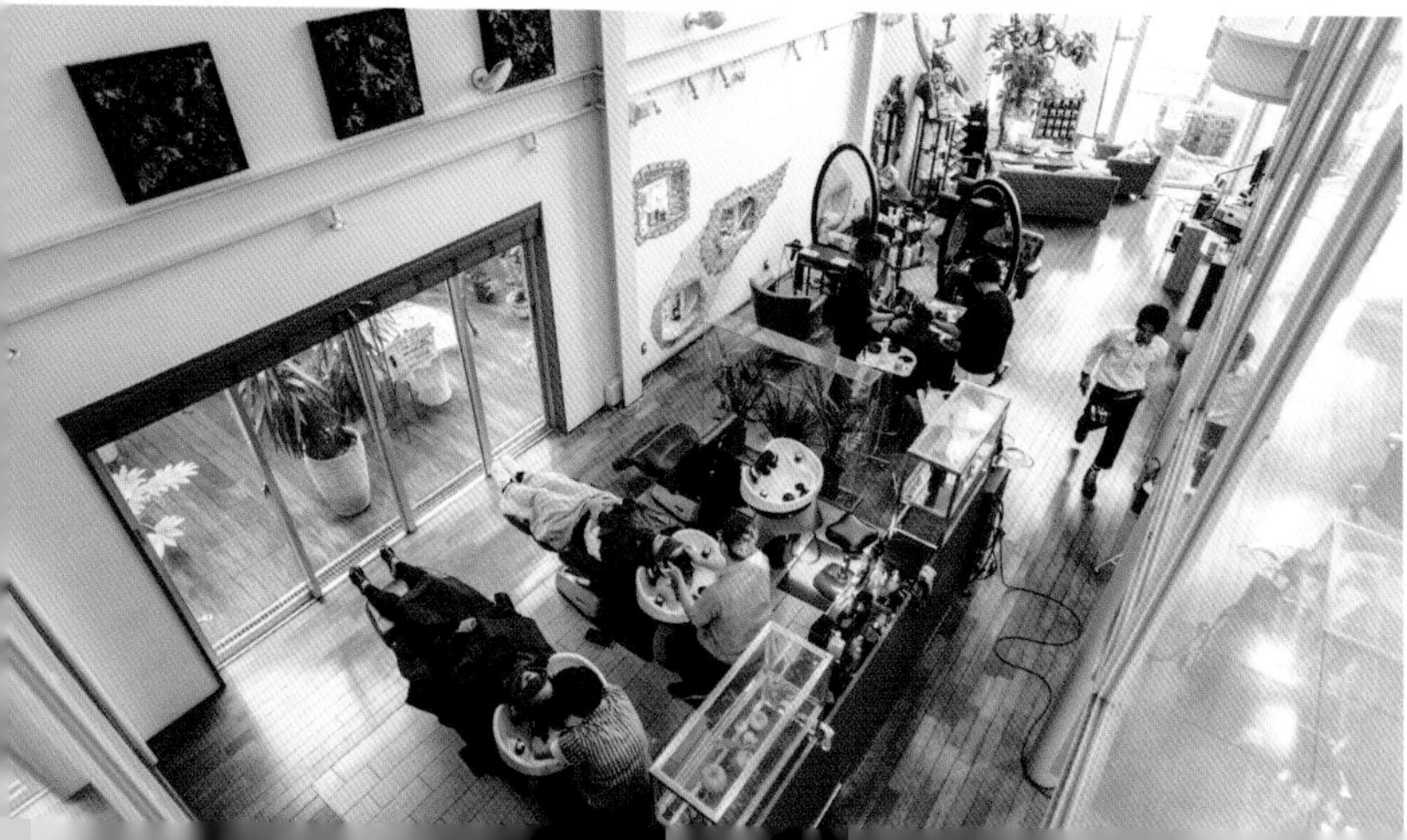

第12章

Q&A

Q1

水素育毛とは何ですか？

薄毛や白髪の原因が活性酸素にあるということが近年分かってきました。この活性酸素を抑えることこそが薄毛や白髪の改善（育毛）の手段となるのですが、活性酸素の酸化力を抑えることができるのが「抗酸化物質」。中でも抜群の抗酸化力を持つのが水素なのです。この水素を利用して効率的かつ効果的に育毛活動を活発化させ、薄毛や白髪を改善するのが「水素育毛」です。

Q2

活性酸素とは何ですか？

酸素分子O_2が変化し、より反応性の高い物質となったものを総称して「活性酸素」と言います。酸素分子O_2自体も化学反応しやすく、相手の物質から電子を奪い取ってしまいます。これが「酸化」です。この酸素分子が変化し、より強い酸化力（錆びさせる力）を持った物質が活性酸素なのです。

活性酸素はその強い酸化力によって、体外から侵入する細菌を排除する働きもあるのですが、生体の細胞や組織に損傷を与えて老化や病気を引き起こす原因となることも分かってきました。

一般的には、「スーパーオキサイド」、「過酸化水素」、「一重項酸素」、「ヒドロキシラジカル」の４種類が代表的とされています。

Q3 「ヒドロキシラジカル」とはどんな活性酸素ですか？

活性酸素のなかでも、もっとも反応性が強く有害な物質です。

活性酸素による細胞や組織の損傷の多くは、このヒドロキシラジカルが原因だと言われています。糖質や脂質、タンパク質、また細胞内の遺伝子をも傷つけ、病気や老化を引き起こします。

しかし、ヒドロキシラジカルは非常に不安定で長時間存在することはできず、発生するとすぐさま酸化反応を起こして消滅してしまいます。これこそが、反応性が高いと言われる所以なのです。

Q4 活性酸素による酸化から体を守ることはできるのですか？

活性酸素は体にとって必要な側面もあります。問題なのは過剰に発生しているということです。活性酸素の害から体を守るためには、まずは活性酸素を過剰に発生させないようにすることが重要なのです。

本書でも述べていますが、活性酸素の異常発生の9割は腸内で起こっています。ですから、腸内をきれいにして腸内環境を改善することで活性酸素の発生が抑えられますし、それでも発生する活性酸素に対しては、体内で産生されるＳＯＤなどの抗酸化酵素やグルタチオンといった抗酸化物質が働き、無害化してくれます。

しかし、これらの抗酸化酵素は40代をピークに減少していきます。そこでおススメするのが本書でご紹介している水素焼成サンゴ末です。水素焼成サンゴ末はダイレクトにヒドロキシラジカルに反応して即座に無害化、そして水になるという安心・安全な抗酸化食品です。

Q5 水素焼成サンゴ末とは何ですか？

水素焼成サンゴ末とは、天然のサンゴに水素原子を蒸着させてパウダー状にした抗酸化食品です。サンゴに含まれるミネラルに水素原子が電子的に結合することによって、密封状態では長期間安定して水素がとどまっています。

そして、酸化力のある物質が存在すると、サンゴのミネラルから水素が離れてその酸化物質に結合し、相手の酸化力を抑える力（抗酸化力）を発揮します。水素焼成サンゴ末の抗酸化力は24時間経っても持続することが証明されており、長時間にわたって効果が期待できる抗酸化食品なのです。

Q6 なぜサンゴが使われているのですか？ そのサンゴは特別なものなのですか？

サンゴは昔からカルシウムを補給する目的で摂取されてきました。安全性に問題がないことは、この事実からもお分かりいただけると思います。

サンゴの魅力は、カルシウム以外にも生体に必要な必須微量ミネラルを多く含んでいるということです。カルシウムをはじめとする多くのミネラルをバランスよく摂取できる食品なのです。また、サンゴはその多孔質構造が持つ吸着力によって水素をたっぷりと蒸着することができます。

水素焼成サンゴ末に使われているのは、フィリピンから輸入した天然のサンゴです。

無人島の海岸に打寄せられたサンゴは、残留農薬や環境汚染による有害物質の混入等の心配がなく、安心・安全であるという理由から、フィリピンの天然サンゴが使用されています。

Q7 水素焼成サンゴ末は、育毛効果の他にどんな効果がありますか？

水素焼成サンゴ末を一定期間摂取した方々の感想を聴き取り調査したデータがあります。（参照：P135）もっとも多く体感が得られたのは、「寝起き改善」（58％）でした。次に多かったのは「肌荒れ改善」（45％）です。他にも、「むくみ改善」「冷え症改善」「便秘改善」など。これらの結果から、血行不良が改善されたことや、腸内環境が改善されたことが予想されます。乾燥肌やシミ・シワにも効果が期待できるのではないでしょうか。

Q8 1日にどのくらい摂ればよいですか？摂る時間に決まりはありますか？

1日、1.5〜2gくらい摂取していただくのが良いでしょう。摂る時間に決まりはありませんが、食前や入浴前、就寝前、運動前など、摂り忘れのないようなタイミングを習慣にされることをお勧めします。できるだけ、複数回に分けて摂っていただきたいです。

Q9 妊娠中や授乳中に水素焼成サンゴ末を摂っても問題ないでしょうか？

水素焼成サンゴ末の主成分は炭酸カルシウムです。サンゴ100％ということを考えても、妊娠中あるいは授乳中に水素焼成サンゴ末を摂っていただくことは問題ありません。むしろ積極的に摂っていただきたいくらいです。女性の体では、妊娠中は胎盤を通して胎児へ、授乳中は母乳を介して乳児へ、カルシウムの提供が行われます。出産により母親の歯がもろくなるのは、そのせいです。ですから、妊娠中、授乳中はカルシウム不足を補うためにも、水素焼成サンゴ末をお勧めします。

Q10
持病があり、薬を飲んでいます。水素焼成サンゴ末を一緒に摂っても大丈夫でしょうか？

基本的には、水素焼成サンゴ末は食品です。お薬の効果を強めたり、反対に効果を打ち消してしまうようなものではありませんので、一緒に摂っていただいても問題ないと考えます。常用しているお薬と併せて水素焼成サンゴ末を摂られている方も多いのですが、副作用を含め健康問題等の報告はありません。

しかし、病気の治療をされている方は、かかりつけのお医者様にご相談されることをお勧めいたします。

おわりに

腸が私たちの生命活動においてさまざまな働きをしていることが分かってきました。消化・吸収を主な働きとする臓器として認識されていた腸が、免疫機能を司り、さらには脳に指令を出して全身の臓器や組織をコントロールしていることが科学的に証明されるようになりました。腸は心臓や脳に次ぐ重要な臓器と言えるでしょう。

女性にとって美の象徴ともいえる「艶髪」と「艶肌」もまた、腸からの影響は大きく、腸の状態を如実に反映します。ただ髪も肌も、今この瞬間の腸の状態が現れるかと言うとそうではありません。分裂・分化を繰り返す細胞によって、毎日少しずつ作られる髪と肌は、日々の積み重ねで出来上がるのです。日々の腸の状態が、今この時の髪と肌を作っています。

その腸の状態、いわゆる「腸内環境」を左右するのが腸内細菌です。私たちにとって腸内細菌はなくてはならない存在であることが明らかとなり、さらなる研究が進んでいます。

そして、細菌たちは腸内のみならず肌や頭皮にも存在し、〝棲み家〟である私たちを守りながら共に生きています。そんな細菌たちを知り味方につけることが、健康はもちろんのこと、若々しさや「艶」という美しさを保つための一番の近道なのです。

腸内環境改善や腸内の善玉菌活性化を目的とした情報がメディアで取り上げられ、それを目的としたさまざまなメソッド（方法）やツール（製品）が蔓延しています。どれも真実の上に成り立っているのでしょうが、一方での「正」が他方では「誤」であるという現実が存在することは否めません。では何を基準に選ぶのか、それは「あなた自身に合うかどうか」だけです。

私たちを取り巻く情報は膨大になり、その量は過去10年で530倍とも言われています。その情報も日々変化し、昨日までの常識が1日で覆ることも。この膨大な情報の中から「あなたに合う」、「あなたに活かせる」情報を選び抜くためには、あなたがあなた自身と日々向き合うことが大切です。他の誰でもない、あなたにとっての適切な選択のために、あなたの腸と向き合うことをぜひ大切にしてください。

東京医科学研究所　鈴木　奈央子

参考文献

Matsumoto,Mitsuharu（2013）"Gut bacterial metabolites and health : Promotion of longevity due to upreguration of gut luminal polyamine concentration" *Japanese Journal of Lactic Acid Bacteria* : 18-25

Sugino,Masahiro,Hiroaki Todo and Kenji Sugibayashi（2009）"Skin Permeation and Transdermal Delivery Systems of Drugs : History to Overcome Barrier Function in the Stratum Corneum " : *YAKUGAKU ZASSHI 129*（12）: 1453-1458

Kazuhiro,Hirayama（2014）"Introduction to Intestinal Microbiota" *Modern Media,60*（10）: 9-13

Shimizu,Hiroshi（2015）Textbook of Modern Dermatology,Tokyo Japan : Nakayama Syoten Co.,Ltd

Grice EA *et al.*（2009）Science 324 : 1190-1192

Yamaguchi N *et al.*（2014）Microbes Environ 29 : 250-260

Naik S *et al.*（2012）Science 337 : 1115-1119

男性型および女性型脱毛症診療ガイドライン（2017）: 日本皮膚科学会ガイドライン

アランナ・コリン著，矢野真千子訳（2015）『あなたの体は９割が細菌：微生物の生態系が崩れはじめた』河出書房新社

スティーブン・R・ガンドリー著，白澤卓二訳（2018）『食のパラドックス 6週間で体がよみがえる食事法』翔泳社

ジェイソン・ファン著，多賀谷正子訳（2019）『トロント最高の医師が教える世界最新の太らないカラダ』サンマーク出版

厚生労働省 HP『日本人の食事摂取基準（2015 年版）の概要』

https://www.mhlw.go.jp/file/04-Houdouhappyou-10904750-Kenkoukyoku-Gantaisakukenkouzoushinka/0000041955.pdf

監修者紹介

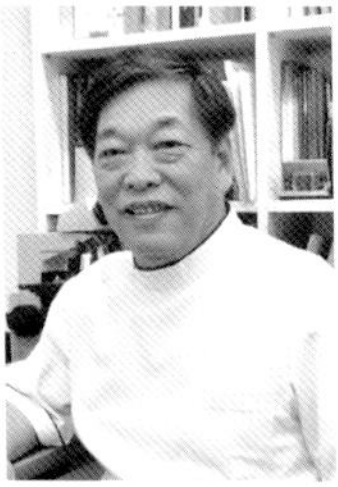

二木 昇平（ふたき・しょうへい）

二木皮膚科院長
医学博士・皮膚科専門医
1977年東京慈恵医大大学院医学研究所（皮膚科学科）修了。
79年、東京都久留米市にて二木皮膚科を開業。
日本皮膚科学会会員（皮膚科専門医認定）。
日本東洋医学会会員（専門医認定）、日本泌尿器科学会会員他。

著者紹介

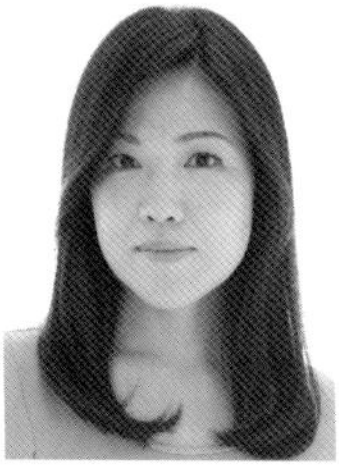

鈴木 奈央子（すずき・なおこ）

東京医科学研究所所長
健康管理士指導員、臨床検査技師
1996年、杏林大学保健学部卒業。
同年より杏林大学医学部付属病院にて勤務。
2002年より医薬品の臨床開発業務に従事。
現在は、東京医科学研究所所長として食品の安全性にかかわる研究の傍ら、健康管理士指導員としてエイジングマネジメントに関する講演や執筆活動を通し、予防医学や食育等の普及に努めている。

髪も肌もどんどん艶めく腸のお掃除

2020年1月24日　第一刷発行
2022年6月 5日　第三刷発行

定　価　　本体1,300円＋税

監　修　　二木昇平（ふたき・しょうへい）
著　者　　鈴木奈央子（すずき・なおこ）

発行所　　銀河書籍
〒590-0965　大阪府堺市堺区南旅篭町東4丁1番1号
TEL　072-350-3866
発売所　　星雲社（共同出版社・流通責任出版社）
〒112-0005　東京都文京区水道1丁目3番30号
TEL　03-3868-3275
編簿者　　株式会社 東京医科学研究所
TEL　03-6417-3747
印刷・製本　有限会社 ニシダ印刷製本

ISBN978-4-434-27141-0 C0047